*Monthly Book*

# Medical Rehabilitation
## 編集企画にあたって………

### 骨脆弱性対策として現時点で知っておくべきリハビリテーション診療とは？

　生存競争が激しい自然界において，哺乳類をはじめとする脊椎動物が生き残るためには，身体を支える「骨」と，身体を動かす「筋」がうまく機能しなければならない．活発な身体活動を維持するための骨と筋がしっかりしていなければ，獲物を捕らえることができないし，自らが捕食の対象になってしまう．そのため，自然界の動物は，皆，丈夫な骨と屈強な筋を持つように進化している．一方，我々ヒトも脊椎動物の一種ではあるが，進化の過程で共存可能な社会生活の仕組みを確立することで，骨と筋がしっかりしていない個体も生き残れるようになった．特に20世紀以降は，医療技術の進歩とともにヒトの寿命は飛躍的に延び，人口も増加した．その結果，問題になってきたのが，加齢による骨脆弱性や筋力低下に伴う運動器疾患である．中でも有病率が高い骨粗鬆症は，我々現代人が対応しなければならない重要な運動器疾患のひとつであるが，この疾患の研究が行われるようになったのは，長い医学史の中ではごく最近である．それは，欧米では第二次世界大戦の頃からであり，我が国では戦後しばらく経ってからであった．高齢者が少なかった昭和初期までは，骨粗鬆症の概念自体がはっきりとしておらず，この頃までに認識されていた骨脆弱性を呈する疾患といえば，低栄養に伴う骨軟化症やくる病を指していたと思われる．

　高齢化率の上昇に歯止めがかからない現代では，骨脆弱性に纏わる問題は，健康寿命の延伸と高齢者の生活の質を高めるために解決すべき重要な課題である．本特集号のテーマは「骨脆弱性とリハビリテーション診療」であるが，このテーマは，骨脆弱性に纏わる諸問題をリハビリテーションの観点から解決するための最新の知見をレビューするために設定された．すなわち本特集号は，骨脆弱性対策として現時点で知っておくべきリハビリテーション診療を理解するために企画されたものであり，その内容は，骨粗鬆症の疫学やリスク因子，骨脆弱性に対する運動療法の効果，様々な部位の脆弱性骨折に対するリハビリテーション，そして，内科疾患やロコモ・サルコペニアに伴う骨粗鬆症のリハビリテーションなど多岐にわたる．さらに，関連する最近の話題として，がん患者の骨脆弱性にも十分な対策をとる必要があること，ならびにCOVID-19による社会情勢の変化とリハビリテーション診療についても取り上げた．すべての執筆者は，この分野の第一線で活躍中のエキスパートである．大変お忙しい中，本特集号にご理解をいただき，素晴らしい原稿をお寄せくださった執筆者の皆様に心から感謝する．

2022 年 12 月
宮腰尚久

# Key Words Index

# Writers File

ライターズファイル（50音順）

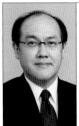

**伊藤　修**
（いとう　おさむ）

| | |
|---|---|
| 1989年 | 東北大学医学部卒業 |
| 1995年 | 同大学大学院医学系研究科修了（医学博士取得） |
| 1996年〜98年 | 米国ウィスコンシン医科大学生理学教室留学 |
| 1998年 | 東北大学医学部付属病院第二内科 |
| 2003年 | 東北大学大学院医学系研究科内部障害学分野, 助手 |
| 2007年 | 同, 講師 |
| 2009年 | 同, 准教授 |
| 2017年 | 東北医科薬科大学リハビリテーション学, 教授 |

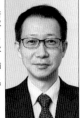

**篠田裕介**
（しのだ　ゆうすけ）

| | |
|---|---|
| 1998年 | 東京大学医学部卒業 |
| 2007年 | 東京大学医学部附属病院整形外科, 助教 |
| 2009年 | がん感染症センター東京都立駒込病院骨軟部腫瘍科, 医師 |
| 2011年 | 東京大学医学部附属病院整形外科, 助教 |
| 2014年 | 同病院リハビリテーション科, 講師 |
| 2019年 | 同, 准教授 |
| 2021年 | 埼玉医科大学病院リハビリテーション科, 教授 |

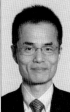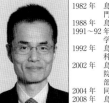

**萩野　浩**
（はぎの　ひろし）

| | |
|---|---|
| 1982年 | 鳥取大学医学部医学専門課程卒業 |
| 1988年 | 鳥取大学整形外科助手 |
| 1991〜92年 | 米国クレイトン大学留学 |
| 1992年 | 鳥取大学医学部整形外科講師 |
| 2002年 | 鳥取大学医学部付属病院リハビリテーション部副部長・助教授 |
| 2004年 | 同部・部長 |
| 2008年 | 鳥取大学医学部保健学科, 教授（同附属病院リハビリテーション部長併任） |

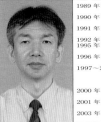

**射場浩介**
（いば　こうすけ）

| | |
|---|---|
| 1989年 | 札幌医科大学卒業 |
| | 同大学整形外科入局 |
| 1990年 | 釧路赤十字病院整形外科 |
| 1991年 | 浦河赤十字病院整形外科 |
| 1992年 | 市立芦別病院整形外科 |
| 1995年 | 札幌徳洲会病院整形外科 |
| 1996年 | 函館五稜郭病院整形外科 |
| 1997〜2000年 | デンマーク　コペンハーゲン大学留学（Research assistant professor） |
| 2000年 | 北海道立紋別病院整形外科 |
| 2001年 | 釧路赤十字病院整形外科 |
| 2003年 | 札幌医科大学整形外科, 助手 |
| 2005年 | 同, 講師 |
| 2011年 | 同, 准教授 |
| 2022年 | 札幌医科大学運動器抗加齢医学, 特任教授 |

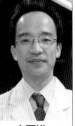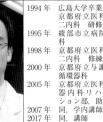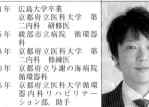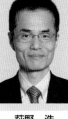

**白石裕一**
（しらいし　ひろかず）

| | |
|---|---|
| 1994年 | 広島大学卒業 |
| | 京都府立医科大学　第二内科　研修医 |
| 1995年 | 綾部市立病院　循環器科 |
| 1998年 | 京都府立医科大学　第二内科　修練医 |
| 2000年 | 京都府立与謝の海病院循環器科 |
| 2005年 | 京都府立医科大学循環器内科リハビリテーション科, 助手 |
| 2007年 | 同, 学内講師 |
| 2017年 | 同, 講師 |

**松本浩実**
（まつもと　ひろみ）

| | |
|---|---|
| 1997年 | 佛教大学　教育学部卒業 |
| 2003年 | 同愛会　博愛病院　リハビリテーション科, 理学療法士 |
| 2012年 | 鳥取大学大学院医学系研究科　保健学専攻博士後期課程修了 |
| 2013年 | 鳥取大学医学部附属病院リハビリテーション部, 理学療法士 |
| 2018年 | 川崎医療福祉大学　リハビリテーション学科（現　理学療法学科）, 講師 |

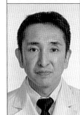

**粕川雄司**
（かすかわ　ゆうじ）

| | |
|---|---|
| 1995年 | 秋田大学医学部卒業 |
| 2009年 | 同大学医学部整形外科, 講師 |
| 2018年 | 同大学医学部附属病院整形外科, 講師 |
| 2022年 | 秋田大学医学部附属病院リハビリテーション科, 准教授 |

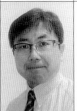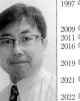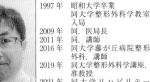

**永井隆士**
（ながい　たかし）

| | |
|---|---|
| 1997年 | 昭和大学卒業 |
| | 同大学整形外科学教室入局 |
| 2009年 | 同, 医局長 |
| 2011年 | 同, 講師 |
| 2016年 | 同大学藤が丘病院整形外科, 講師 |
| 2019年 | 同大学整形外科学講座, 准教授 |
| 2021年 | 同大学リハビリテーション医学講座, 准教授 |
| 2022年 | 同大学病院附属東病院リハビリテーション医学科, 診療科長 |

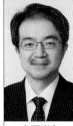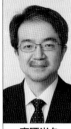

**宮腰尚久**
（みやこし　なおひさ）

| | |
|---|---|
| 1990年 | 秋田大学医学部卒業 |
| 1996年 | 同大学大学院修了 |
| 1998年〜2000年 | 米国ロマリンダ大学筋骨格疾患センター, 博士研究員 |
| 2005年 | 秋田大学医学部附属病院整形外科, 講師 |
| 2007年 | 同大学大学院整形外科学講座, 准教授 |
| 2021年 | 同, 教授 |

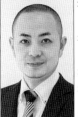

**沢谷洋平**
（さわや　ようへい）

| | |
|---|---|
| 2009年 | 秋田大学医学部保健学科理学療法学専攻卒業 |
| | 市立室蘭総合病院リハビリテーション科 |
| 2013年 | ムナジモジャ病院（青年海外協力隊・理学療法士隊員, タンザニア連合共和国） |
| 2015年 | にしなすの総合在宅ケアセンター |
| 2019年 | 国際医療福祉大学保健医療学部理学療法学科, 助教 |
| 2022年 | 同, 講師 |

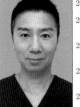

**野坂光司**
（のざか　こうじ）

| | |
|---|---|
| 1998年 | 秋田大学医学部卒業 |
| 2006年 | 同大学医学部大学院卒業 |
| 2012年 | 同大学大学院医学系研究科 整形外科学講座, 助教 |
| 2014年 | Baylor University Medical Center, Foot and Ankle Section |
| 2014年 | 秋田大学大学院医学系研究科 整形外科学講座, 助教 |
| 2018年 | 同大学 医学部 整形外科, 講師 |
| 2022年 | 同大学大学院医学系研究科 整形外科学講座, 講師 |

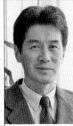

**山本智章**
（やまもと　のりあき）

| | |
|---|---|
| 1985年 | 新潟大学卒業 |
| | 同大学整形外科入局 |
| 1992〜94年 | 米国ユタ大学留学（骨代謝研究室） |
| 1995年 | 信楽園病院整形外科, 部長 |
| 2001年 | 新潟リハビリテーション病院整形外科, 部長 |
| | 新潟骨の科学研究所, 所長 |
| 2009年 | 同病院, 院長 |

# Contents

## 骨脆弱性とリハビリテーション診療
### —脆弱性骨折からがんの転移まで—

編集企画／秋田大学教授　宮腰　尚久

Monthly Book
# MEDICAL REHABILITATION No.283/2023.1 目次

## 編集主幹／宮野佐年　水間正澄

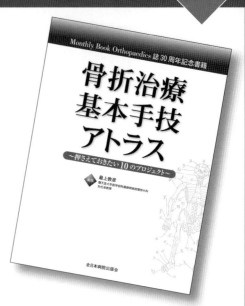
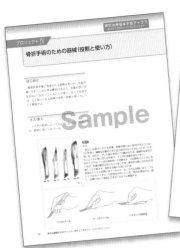
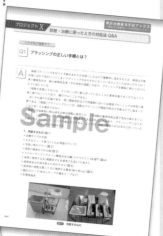

MB Med Reha **No.283**：**1-5**, 2023

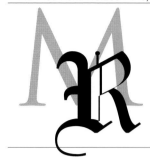

特集／骨脆弱性とリハビリテーション診療
―脆弱性骨折からがんの転移まで―

# 骨粗鬆症による骨脆弱性

萩野　浩*

Abstract　骨粗鬆症は「骨強度の低下を特徴とし，骨折のリスクが増大しやすくなる骨格疾患」と定義され，我が国ではその患者数が 1590 万人と推計される．原発性骨粗鬆症は最大骨量が少ないことと，成人後の閉経や加齢による骨量減少によって惹起される．骨脆弱性を規定する主たる因子は，低骨密度，脆弱性骨折の既往，加齢で，それぞれが独立して骨折リスクを決定する．

Key words　骨折リスク(fracture risk)，大腿骨近位部骨折(hip fracture)，脊椎椎体骨折(vertebral fracture)，疫学(epidemiology)

## はじめに

　我が国はこれまで世界が経験したことがない速さで高齢者の割合が増加してきた．全人口に対して 65 歳以上の人口が 7％を超えると高齢化社会，14％を超えると高齢社会，21％を超えると超高齢社会と定義される．我が国は，1970 年に高齢化社会，1995 年に高齢社会に，そして 2007 年に超高齢社会となった．加齢とともに有病率が高まる骨粗鬆症は骨脆弱性が惹起された状態であるため，その予防や治療は，今後も高齢者人口が増加する我が国での喫緊の課題である．

　本稿では骨粗鬆症の定義，病態，診断について解説する．

## 骨粗鬆症の定義

### 1．骨密度測定法の進歩と疾患概念の推移

　骨粗鬆症について最初に光を当てたのはAlbright である[1]．閉経後のエストロゲン欠乏が骨の脆弱化をもたらすと同時に，エストロゲンがその改善に有効であることを既に指摘している．

しかしながら，その後，1990 年代に至るまで，骨粗鬆症の定義は定まっていなかった．これは，骨脆弱化が加齢に伴って進行するため，骨粗鬆症が生理的な変化として捉えられ，疾患と認識されなかったためで，骨折がなければ疾患と認めないとする考えもあった．

　骨粗鬆症が疾患として確立した背景には，1980 年代後半の dual X-ray absorptiometry(DXA)の発明がある．DXA が臨床応用されると，骨密度が正確に短時間で測定できるようになり，臨床研究の結果，骨密度低下が骨折リスクをよく反映することが明らかになった．高血圧や糖尿病では，以前から，脳卒中や心筋梗塞が発症してから治療を開始するのでは遅く，これらの合併症を併発する以前に診断してその治療をする必要があることが示されていた．易骨折性を骨密度に基づいて簡便に評価できるようになったことから，骨粗鬆症も骨折を発生してから治療を開始するのではなく，「骨折しやすい」状態にあれば診断し，治療を開始するべき疾患とされたのである．

＊　Hiroshi HAGINO，〒 683-8503　鳥取県米子市西町 86　鳥取大学医学部保健学科，教授／同附属病院，リハビリテーション部長

**表 1.** 人口構成を補正した臨床椎体骨折発生率の比較
2020 年の 65 歳以上の日本人人口構成で補正した発生率(100,000 人・年あたり)

| 国または地域 | 調査期間 | 男 性 | 女 性 | 全 体 | 著者(発表年) |
|---|---|---|---|---|---|
| Malmö(スウェーデン) | 1993~1994 | 606.1 | 1010.4 | 1616.5 | Kanis(2000) |
| Rochester, ミネソタ州(米国) | 1985~1989 | 398.1 | 865.4 | 1263.5 | Cooper, C(1992) |
| 香港 | 1995 | 380.8 | 1443.0 | 1823.8 | Bow(2012) |
| 韓国(全国調査) | 2005~2008 | 1093.7 | 3130.8 | 4224.5 | Lee(2012) |
| 呉市(日本) | 2015 | 690.7 | 1958.0 | 2648.7 | Hamasaki(2020) |
| 境港市(日本) | 2010~2012 | 772.4 | 1980.8 | 2753.1 | Tsukutani(2015) |

(文献 8 から引用)

## 2. 定義の変遷

骨粗鬆症は「低骨量と骨梁構造の悪化が特徴で,その結果,骨の脆弱性が亢進し,骨折しやすい状態にある全身的な骨疾患」と 1993 年の第 4 回国際骨粗鬆症シンポジウムで定義された[2].1994 年には世界保健機関(WHO)が骨密度による診断カテゴリーを発表し,骨粗鬆症を骨密度が T スコアで −2.5 以下(我が国では young adult mean (YAM)70%が用いられる)と定めた[3].

しかしながらその後,骨脆弱性は骨密度のみでは説明できない病態があることが判明した.1990年代初め,骨粗鬆症治療薬の 1 つであるフッ化ナトリウムの臨床試験の結果では,高用量を用いると腰椎の骨密度が 35%も増加するにも関わらず,椎体骨折の発生頻度を低下させることはできず,四肢骨折の頻度を逆に増加させることが明らかとなった[4].また,ステロイド投与による骨折リスク上昇は投与開始早期の骨密度が低下せずに生じることは広く知られている.このような事実は,骨折リスクが骨密度のみでは十分には説明できないことを示し,それまでの概念を払拭した.そこで 2000 年に米国国立衛生研究所(NIH)で開催されたコンセンサス会議で,骨粗鬆症は「骨強度の低下を特徴とし,骨折のリスクが増大しやすくなる骨格疾患」と定義され,「骨強度」は骨密度と骨質の 2 つの要因からなり,骨密度は骨強度の約 70%を説明するとされた[5].現在までこの定義が用いられている.

## 骨粗鬆症の疫学

### 1. 骨粗鬆症

加齢に伴って骨粗鬆症の有病率は上昇する.年齢別の有病率は,2005~2007 年に比較して,2015~2016 年では低下していることが,最近のコホート研究で明らかになっている[6].これは女性高齢者の骨密度値が経年的に上昇しているためである.

有病率は経年的に低下しているものの,高齢者人口の増加が続いているため,患者数も増加を続けている.2005 年時点で患者数は 1280 万人とされていたが[7],2015~2016 年の調査では 1590 万人に増加し,今後 20 年間は患者数が増加すると予想されている[6].

### 2. 脆弱性骨折

脆弱性骨折のうち,四肢骨折である大腿骨近位部骨折,橈骨遠位端骨折,上腕骨近位端骨折の発生率は,欧米白人に比較して,日本人では低値である.一方で,脊椎椎体骨折は有病率,発生率ともに高値である(表1)[8].骨折の部位によって発生率が日本人と欧米白人で異なる理由は不明である.転倒リスクが日本人では低値であることが関与する可能性がある[8].

我が国の大腿骨近位部骨折の性・年齢階級別の発生率は 2010 年までは経年的に上昇していたが,2010 年以降の報告は女性では上昇が見られない[8].脊椎椎体骨折も佐渡での調査では 2010 年~2015 年に低下が観察されている[9].

年齢別発生率の上昇はなくなっているが,高齢者人口の増加に伴って,患者数の増加が続くことが予想され,大腿骨近位部骨折の新規患者数は2040 年に年間 30 万例に達すると予測されている[8].

## 骨粗鬆症の病態

### 1. 最大骨量の関与

原発性骨粗鬆症は最大骨量(20 歳代までに獲得する生涯で最大の骨密度)が少ないことと,成人

後の閉経や加齢による骨量減少によって惹起される．最大骨量の獲得には遺伝的要因，成長期の栄養・運動，内分泌ホルモンなどが関与する．最大骨量が低値であれば閉経・加齢によって早期に易骨折性が惹起される．

## 2．骨リモデリングの関与

成人後には閉経・加齢が原因で骨リモデリングが亢進して骨量が減少する．骨リモデリングは生涯にわたって続く骨の新陳代謝で，古い骨や微細な損傷を生じた骨が破骨細胞によって骨吸収され，その部位に骨芽細胞によって骨形成が行われる変化である．リモデリングに要する期間は骨吸収相が2～4週間，骨形成相が4～6か月程度とされており，年間に2～10％の骨が更新される．原発性骨粗鬆症では，骨吸収亢進が主の原因となり，骨形成も亢進する「高骨代謝回転型」が多い．

## 3．メカニカルストレスの関与

骨に加わる力学的な刺激は，骨形成反応を生じ骨量の維持・増加をもたらす．したがって骨に対する荷重が骨密度と密接に関連し，大きな荷重の加わるスポーツ選手で骨密度が大きい．体操競技ではランニング時の15～20倍の荷重が骨に加わるため，体操選手の骨密度は高値となる．また陸上競技のなかでもジャンプのように骨に対するメカニカルストレスの大きい競技選手は，長・中距離走選手に比べて骨密度が大きい．これに対して骨へのメカニカルストレスが少ない水泳選手では低骨密度であることが多い．

加齢に伴う身体活動性の低下や，短期・長期の不動は容易に全身骨量の低下を招き，骨粗鬆症の原因となる．

## 4．骨質とその評価

工学材料で「質」と言えば材質を指すが，器官としての「骨」は，決して単一の材料でできあがっているわけではない．骨は約70％のミネラルと約30％の基質とから成るが，器官としての骨には，これに加えて各種の細胞があり，個体を支え強度を保つため機能的な構造を形成して，生体を維持している．したがって「骨質」は構造と材質とに分けて論じられる．

皮質骨は特徴的な筒状構造を有し，海綿骨は

**表 2.** 骨密度と骨折リスクの関係

値は骨密度が1SD低下した場合の骨折発生の相対危険度を示す．例えば，大腿骨頚部の骨密度が1SD低下すれば，大腿骨近位部骨折の発生リスクが2.37倍高くなることを意味する．

| 骨折部位 | 骨　密　度　測　定　部　位 | | | |
|---|---|---|---|---|
| | 橈骨遠位 | 踵　骨 | 脊　椎 | 大腿骨頚部 |
| 大腿骨近位部 | 1.54 | 1.71 | 1.49 | 2.37 |
| 手関節 | 1.88 | 1.71 | 1.62 | 1.67 |
| 脊椎 | 1.73 | 1.79 | 2.06 | 1.93 |
| 上腕骨 | 1.97 | 1.82 | 1.78 | 2.01 |
| 肋骨 | 1.43 | 1.59 | 1.42 | 1.56 |
| 骨盤 | 1.63 | 1.95 | 1.74 | 1.82 |

（文献10より引用・改変）

plate と rod からなる微細な骨梁構造を構築している．皮質骨におけるマクロの構造特性は，大きさと形状である．大きな骨の強度は高いが，同じ骨量であっても，形状が異なると強度にも差が出る．海綿骨では閉経後の急速な骨吸収によって骨梁構造に断裂を生じ，骨脆弱化がもたらされる．近年は high-resolution peripheral quantitative computed tomography（HR-pQCT）によって末梢骨の骨微細構造の評価が可能となっている．しかしながら，国内のHR-pQCT稼働数は極めて少ない．

材質特性では，加齢や生活習慣病，ビタミンD，Kの不足が骨基質タンパク（コラーゲンと架橋）を劣化させる．酸化や糖化が高まると増加する終末糖化産物（advanced glycation endproducts；AGE）はコラーゲン架橋の劣化をもたらして骨質を劣化させる．骨質のマーカーとしてペントシジンとホモシステインが注目されているが，骨粗鬆症での保険適用はない．

## 骨脆弱性の評価

骨脆弱性，すなわち骨折リスクを規定する評価可能な主たる因子は，低骨密度，脆弱性骨折の既往，加齢である．これらの要因は独立して骨折リスクを決定する．

## 1．低骨密度

平均10.4年間（脊椎・大腿骨での測定後は平均8.5年間）の前向き観察研究[10]では，大腿骨近位部骨折のほか，手関節部骨折，脊椎椎体骨折など調査対象とした骨折のほとんどが骨密度の低下と有意な関係が示された（**表2**）．たとえば観察開始時

**表 3**. 骨折既往とその後の骨折リスク

| 既存骨折部位 | その後の骨折部位 | | | | |
|---|---|---|---|---|---|
| | 橈骨遠位端 | 椎　体 | 非椎体 | 大腿骨近位部 | 全部位 |
| 橈骨遠位端 | 3.3(2.0〜5.3) | 1.7(1.4〜2.1) | 2.4(1.7〜3.4) | 1.9(1.6〜2.2) | 2.0(1.7〜2.4) |
| 椎体 | 1.4(1.2〜1.7) | 4.4(3.6〜5.4) | 1.8(1.7〜1.9) | 2.3(2.0〜2.8) | 1.9(1.7〜2.3) |
| 非椎体 | 1.8(1.3〜2.4) | 1.9(1.3〜2.8) | 1.9(1.3〜2.7) | 2.0(1.7〜2.3) | 1.9(1.7〜2.2) |
| 大腿骨近位部 | ― | 2.5(1.8〜3.5) | 1.9(NA)※ | 2.3(1.5〜3.7) | 2.4(1.9〜3.2) |
| 全部位 | 1.9(1.3〜2.8) | 2.0(1.6〜2.4) | 1.9(1.6〜2.2) | 2.0(1.9〜2.2) | 2.0(1.8〜2.1) |

※ NA＝CI 報告なし

オッズ比(95%CI)

(文献 11 より引用)

点での橈骨遠位，踵骨，脊椎，大腿骨頚部の骨密度が1標準偏差(SD)低値であると，大腿骨近位部骨折のリスクはそれぞれ 1.54 倍，1.71 倍，1.49 倍，2.37 倍有意に高い.

### 2．脆弱性骨折の既往

メタアナリシスの結果では，橈骨遠位端骨折既往例では 1.9 倍，椎体骨折既往例では 2.3 倍，大腿骨近位部骨折の発生リスクが高まると報告されている(**表3**)[11]. 脆弱性骨折の既往は骨質の劣化や転倒リスク上昇を反映した結果であり，骨折したことによってさらに日常生活動作が制限され，骨折が原因となる関節機能や筋力低下が転倒リスクを上昇して，2 次骨折のリスクを高めると推測される.

### 3．加　齢

年齢が高いほど，骨折リスクが高いことが以前より知られている. すなわち，同じ骨密度であれば高齢であるほど骨折リスクが高いことになる. 「加齢」は易転倒性，転倒時に防御動作ができない，骨質劣化などを反映した因子と考えられる.

### 4．FRAX®

上記以外にも，両親の大腿骨近位部骨折既往，過度の飲酒，喫煙が独立した骨折リスク因子である. これらの要因は，独立したファクターではあるが，お互いに関連性があるため，リスク因子の数だけ単純に足し算をすることはできない. その他の因子を含めて 10 年間の骨折リスクを評価するツールに，骨折リスク評価ツール(FRAX®)が用いられている. これはこれまで明らかになっている骨折リスクファクターの有無から，今後 10 年間の主要骨粗鬆症性骨折(脊椎椎体骨折，大腿骨近位部骨折，橈骨遠位端骨折，上腕骨近位端骨折)

と大腿骨近位部骨折の発生率を算出する. PC やスマホでサイトにアクセスすれば，簡便に計算することができる(https://www.sheffield.ac.uk/FRAX/).

### 診断基準と薬物療法開始基準

#### 1．診断基準

骨粗鬆症の診断基準は一定の骨折リスク，すなわち薬物療法が必要で薬物療法が奏効する閾値を定義するものである(骨粗鬆症治療薬は診断基準によって診断された例を対象に臨床試験が実施され，骨折抑制効果が示されている)[12]. 原発性骨粗鬆症の診断基準は我が国独自に策定された基準で，YAM 値が用いられるが，海外では T 値(SD 評価)のみが用いられる. 我が国で YAM 値が用いられるのは，全身用骨密度(腰椎や大腿骨近位部)の基準値と前腕骨や中手骨の基準値を同一とするためである.

続発性骨粗鬆症については，ステロイド性骨粗鬆症以外には診断基準が設定されていないため，原発性骨粗鬆症の診断基準に準ずる. なお生活習慣病・癌治療関連骨減少症ではそれぞれ骨折予防のための薬物治療開始基準が示されている[13)14].

#### 2．薬物治療の開始基準

上記の診断基準を満たす例以外に，骨粗鬆症の予防と治療ガイドライン 2015 年版(以後，ガイドライン)[7]では以下の例で薬物治療が推奨される. 骨密度で評価した骨量減少者(YAM の 80% 未満)のうち，① 大腿骨近位部骨折の家族歴を有する例，② FRAX®(骨折リスク評価ツール)による評価で主要骨折の 10 年間発生確率が 15% 以上(75 歳未満に適応).

## おわりに

2025年問題が目の前に差し迫っている．我が国の高度経済成長を支えた「団塊の世代」が75歳以上の後期高齢者となるのが2025年である．前期高齢者に比べて後期高齢者は各種疾患の有病率が高いため，医療費や介護費の増大，それによる現役世代の負担の増大が2025年問題である．今後も増加が続く骨粗鬆症による骨脆弱化への対応は，単独の職種や単一の方法では困難であり，多職種での多元的な取り組みが求められている．2022年4月の診療報酬改定で大腿骨近位部骨折に対する2次性骨折予防が新しく評価された．これを機会として，あらゆる脆弱性骨折例に対する適切な2次性骨折予防が実施され，我が国の高齢者の健康寿命延伸が図られることが期待される．

## 文　献

1) Albright F, et al：Postmenopausal osteoporosis：its clinical features. *JAMA*, **116**(22)：2465-2474, 1941.

2) Consensus development conference：diagnosis, prophylaxis, and treatment of osteoporosis. *Am J Med*, **94**(6)：646-650, 1993.

3) Kanis JA, et al：The diagnosis of osteoporosis. *J Bone Miner Res*, **9**(8)：1137-1141, 1994.

4) Riggs BL, et al：Clinical trial of fluoride therapy in postmenopausal osteoporotic women：extended observations and additional analysis. *J Bone Miner Res*, **9**(2)：265-275, 1994.

5) NIH Consensus Development Panel on Osteoporosis Prevention D, Therapy：Osteoporosis prevention, diagnosis, and therapy. *JAMA*, **285**(6)：785-795, 2001.

6) Yoshimura N, et al：Trends in osteoporosis prevalence over a 10-year period in Japan：the ROAD study 2005-2015. *J Bone Miner Metab*, **40**(5)：829-838, 2022.

Summary 10年間隔の人口調査において，腰椎の骨粗鬆症の有病率は有意に減少する傾向にあった．このような骨粗鬆症の好ましい変化は，将来の骨粗鬆症性骨折の発生を減少させることに寄与する可能性がある．

7) 骨粗鬆症の予防と治療ガイドライン作成委員会：骨粗鬆症の予防と治療ガイドライン2015年版．ライフサイエンス出版，2015.

8) Hagino H：Current and Future Burden of Hip and Vertebral Fractures in Asia. *Yonago Acta Med*, **64**(2)：147-154, 2021.

9) Imai N, et al：Incidence of four major types of osteoporotic fragility fractures among elderly individuals in Sado, Japan, in 2015. *J Bone Miner Metab*, **37**(3)：484-490, 2019.

10) Stone KL, et al：BMD at multiple sites and risk of fracture of multiple types：long-term results from the Study of Osteoporotic Fractures. *J Bone Miner Res*, **18**(11)：1947-1954, 2003.

11) Klotzbuecher CM, et al：Patients with prior fractures have an increased risk of future fractures：a summary of the literature and statistical synthesis. *J Bone Miner Res*, **15**(4)：721-739, 2000.

Summary あらゆる部位での骨折の既往は，将来の骨折の重要な危険因子であると結論づけられる．したがって，骨折の既往がある患者は，骨粗鬆症と骨折のリスクについてさらなる評価を受けるべきである

12) 宗圓　聰ほか：原発性骨粗鬆症の診断基準(2012年度改訂版)．*Osteoporosis Japan*, **21**(1)：9-21, 2013.

13) 日本骨粗鬆症学会生活習慣病における骨折リスク評価委員会：生活習慣病リスクに関する診療ガイド2019年版．ライフサイエンス出版，2019.

14) 日本骨代謝学会(JSBMR)臨床プログラム推進委員会癌治療に伴う骨病変(CTIBL)小委員会編：癌治療関連骨減少症(CTBL)診療マニュアル2020.
〔http://jsbmr.umin.jp/guide/pdf/ctiblmanual2020.pdf〕

MB Med Reha **No.283**：**6-10, 2023**

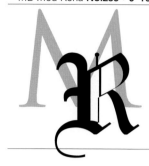

特集／骨脆弱性とリハビリテーション診療
―脆弱性骨折からがんの転移まで―

# 骨脆弱性に対する運動・リハビリテーション治療の効果

永井隆士[*1]　雨宮雷太[*2]　笠井史人[*3]　川手信行[*4]

Abstract　骨は荷重負荷が加わることによって，骨形成が行われる．骨強度を増加させるためには，動的・間欠的な荷重，大きくて急速に加わる荷重，通常とは違った多様な荷重，短い繰り返しの荷重が必要である．脆弱性骨折は骨粗鬆症などがベースにあり，骨にかかる負荷が骨強度を超えて骨の構造的破壊をきたした骨折を言う．脆弱性骨折を対象とした運動は，最初はレジスタンストレーニングから始め，筋肉の肥大，筋力・筋パワー向上を目指す．次に，衝撃運動（ジャンプ，スキップ，ホッピング）などを組み合わせる．最終的には，認知タスクなどを取り入れ，体重移動や重心移動，障害物を乗り越えるなどの複合的な運動を行う．

脆弱性骨折をきたした症例では，構造的骨破壊の閾値が低い場合が多いため，運動前にリハビリテーション科医，PT/OT が総合的な評価を行い，転倒予防と新規椎体骨折を起こさせないような運動プログラムを処方・実施することが最も重要になる．

Key words　力学的負荷（mechanical stress），骨粗鬆症（osteoporosis），脆弱性骨折（fragility fracture），運動（exercise），椎体骨折（vertebral fracture）

## はじめに

立った高さからの転倒を基準とすると，脆弱性骨折はそれよりも軽微な外力で骨折したものを言う．軽微な外力での骨折としては疲労骨折もあるが，疲労骨折は正常な骨強度の骨が，度重なる力学的負荷（メカニカルストレス）によって骨疲労をきたして骨折したものである．一方，脆弱性骨折は骨粗鬆症などがベースにあり，骨にかかる負荷が骨強度を超えて骨の構造的破壊をきたした骨折である．本稿では脆弱性骨折を予防するために，また実際に脆弱性骨折になってしまった症例に対する運動およびリハビリテーションの処方と実施について解説する．

## 力学的負荷（メカニカルストレス）の必要性

宇宙空間やベッドレスト生活（6°ヘッドダウンしたベッドの上で 90 日間臥床）では，骨吸収マーカーが亢進し，骨密度が減少する[1]．ヒトの骨細胞は多数の細胞突起を有しており，荷重などの力学的負荷の変化を骨細胞がいち早く捉え骨芽細胞に伝達し骨形成が亢進する[2]．つまり，荷重は骨の形成に有利に働く．骨に加わった「歪み」などの変形量を示したものをストレインというが，骨の歪みが $200\mu$ ストレイン以下になると力学的負荷が不足し，リモデリングが抑制されて骨密度が減少する[3]．日常生活では $1,000\mu$ ストレイン程度であるが，ギプス固定中や宇宙空間では $100\sim400\mu$

[*1] Takashi NAGAI, 〒 142-8666 東京都品川区旗の台 1-5-8　昭和大学医学部リハビリテーション医学講座，准教授／雨宮病院整形外科・大腿骨頚部骨折センター
[*2] Raita AMEMIYA, 雨宮病院，院長／整形外科・大腿骨頚部骨折センター
[*3] Fumihito KASAI, 昭和大学医学部リハビリテーション医学講座，教授
[*4] Nobuyuki KAWATE, 同，教授

ストレイン[4]にしかならず，骨密度が低下する．骨形成の活性には1,800μストレインが必要とされており[5]，それ以上の抗重力運動を行えば骨形成が優位になる．

## 骨の力学的負荷に対する特徴

効率的に骨強度を増加させるためには，骨の力学的負荷に対する特徴を理解しておく必要がある．運動によって得られる力学的負荷は脊椎や四肢に加えられる「荷重」ということになる．骨強度が増加するためには，①静的荷重よりも，動的・間欠的な荷重[6]，②大きく，急速に加わる荷重[7]，③通常とは違った多様な荷重方向やパターン，④同じ時間の荷重であれば，連続したものよりも短い時間の繰り返しの荷重，が良い[8]とされている．

## 運動トレーニングの原則

運動療法・リハビリテーションを処方する前に，骨に対する運動トレーニングにおける5つの原則[9]を確認しておく必要がある．

### 1．部位の特異性
同じ運動をしても全身の骨密度が増加するわけではなく，部位によって特異性がある．例えばジャンプのトレーニングをすると，腰椎よりも大腿骨の骨密度が増加するなどである．

### 2．漸増性
骨を鍛えるには最小有効歪み以上の負荷が必要であり，日常生活で遭遇する負荷を超えている必要がある．

### 3．可逆性
骨に対する運動とはいえ，骨折してしまっては意味がない．そのため，骨にとっては可逆的な負荷である必要がある．

### 4．初期値
骨密度の値が低い人ほど骨の負荷に対する反応が早いが，十分な負荷であれば骨の初期値に関係なくそれに応じて骨が適応する．

### 5．収穫逓減性
最初の負荷で骨強度が増加しても，骨がその負荷に慣れてしまうと効果が減少する．そのため，負荷を少しずつ増加させる必要がある．

## 脆弱性骨折に対する運動・リハビリテーション

骨のリモデリングは3～8か月かかるため，評価をするのであれば最低でも6～9か月以上（できれば12か月以上）は必要となる．脆弱性骨折に対する運動では，筋力低下，バランス不良，歩行速度の低下などの転倒リスク因子と，骨そのものをターゲットにした運動を含める必要がある．脆弱性骨折をきたした症例では，構造的骨破壊の閾値が低い場合が多いため，運動前にリハビリテーション科医，PT/OTが総合的な評価を行い，転倒予防と新規椎体骨折を起こさせないような運動プログラムを処方・実施することが最も重要になる．痛みの急性期では，運動療法よりも除痛を優先させるべきである．急性期の痛みが過ぎてから運動を開始する．その際，骨折の指標となるのは，腰椎や大腿骨頚部（あるいは橈骨遠位端）の骨密度になる．メニューに関しても，治療方針を最適化するために各個人のニーズと好み，骨密度によって負荷のレベルを選択する．1回限りの実施では意味がなく，繰り返して運動に参加できる内容を考える．多くの国の身体活動ガイドラインによると，女性は週150分以上の適度で活発な身体活動をする必要があると言われており，治療目標を達成するためには，例えば，大腿周囲筋と殿筋の強化運動としてランジを行い，同時にバランス運動を行う，あるいは衝撃運動と中から高強度の有酸素運動を含み，さらにバランスにも挑戦するなど複合的な運動を組み合わせると良い．Daly Rらがすすめる3段階の運動メニュー[9]を紹介する．

### 1．軽～中等度負荷
最初は，週2回程度のレジスタンストレーニング（筋肉に抵抗を反復的にかける運動）から開始して，筋肉の肥大，筋力・筋パワーの向上を目指す．ランジやスクワット，レッグプレス，股関節周囲の内転外転，プッシュアップなどを行い，股関節や脊椎に付着する筋肉を鍛える．1セット8～12

## 表 1. 脆弱性骨折に対する運動療法・リハビリテーション

軽度の負荷，中等度から高度の負荷，挑戦的負荷と 3 段階に分けて進める．

> **1) 軽〜中等度負荷**
> スタートは，週 2 回程度のレジスタンストレーニングから開始
> →筋肉の肥大，筋力・筋パワー向上を目指す．
> ランジやスクワット，レッグプレス，股関節周囲の内転外転，プッシュアップなど．
>
> **2) 中等度〜高度の負荷**
> 週 4〜7 回，体重負荷のかかる衝撃運動を行う．
> ジャンプ，スキップ，ホッピング（片足跳び），ドロップジャンプ（1 台目から降りて，2 つ目の台に飛び乗る），テニスやネットボールなど接触プレーの少ないスポーツを行う．
>
> **3) 挑戦的負荷**
> バランスやステップ，動きやすさを目指す．
> 徐々に難易度を上げていき，体重移動や重心移動，障害物を乗り越えるなどの複合的な運動を行う．
> 認知タスクなどを組み込んでデュアルタスクの運動を行う．

（文献 10 より，一部著者改変）

回で，2 セット以上を行い，セット間は 1〜3 分の休憩を入れる．最大酸素摂取量の 75％以上の早歩き（時速 5 km），ジョギング，階段昇降，ステップ運動などは，骨密度を上げる目的では有効である[10]が，転倒リスクを考慮すると脆弱性骨折の症例に処方する際は注意が必要である．

### 2．中等度〜高度の負荷

1 週間に 4〜7 回，体重負荷のかかる衝撃運動を行う．ジャンプ，スキップ，ホッピング（片足飛び），ドロップジャンプ（1 台目から降りて，2 つ目の台に飛び乗る），テニスやネットボールなどの接触プレーの少ないスポーツなどを行う．ジャンプであれば，1 セット 10〜20 回で 3〜5 セット行い，1 日量として 50〜100 回を目指す．セット間は，1〜2 分の休憩を入れる．その他の運動も最大筋力の 70〜85％で 8〜12 回行う．このレベルでは衝撃運動を取り入れるが，体重負荷の最大値は，ランジ 1.1 倍，ストライドジャンプ（左右にステップしながら前進）2.1 倍，前方／側方ステップアップ（15 cm の台に乗る）2.2／2.1 倍，ランニング 2.6 倍，ホッピング（片足けんけん）3.4 倍，ジャンプスクワット 3.8 倍，スタージャンプ（両手両足を広げて跳ぶ）4.3 倍，ドロップジャンプ 5.5 倍となっている[11]．

高齢者における衝撃運動の特徴は，① 大腿骨転子部の歪みが最も大きくなる，② 運動の種類が異なると大腿骨近位部にかかる歪みの分布も異な

る，③ 階段と垂直跳びは大殿筋が歪みの主体であるが，歩行は腸腰筋が主体になる，④ 地面の反力は歪みと相関する，ことなどである[12]．踵落としは衝撃運動の 1 つであるが，大腿骨頸部の骨密度を上げることができると報告されている[13]．実際のところ，毎日 50 回以上踵落としを行っている症例では，大腿骨頸部の骨密度が増加している症例が多い．

### 3．挑戦的負荷

最終段階ではバランスやステップ，動きやすさを目指す．徐々に難易度を上げていき，体重移動や重心移動，障害物を乗り越えるなどの複合的な運動を行う．バランスの限界に近い状態を維持する練習を行う．また，認知タスクなどを組み込んでデュアルタスクの運動を行う（**表 1**）．

### ダイナミックフラミンゴ療法

1 日 3 回，左右の足に対して 1 分間の開眼片脚起立運動をするダイナミックフラミンゴ療法は，約 54 分間歩行したのと同じ量の負荷を大腿骨近位部にかけることができる[14]．ロコモティブシンドロームの予防にも取り入れられている[15]．ダイナミックフラミンゴ療法を行うと，骨密度を増加させ，バランス能を改善させ転倒リスクを減らすことができる[16]．脆弱性骨折の症例では，転倒予防のために洗面台やテーブル，台所など固定性が高く，すぐに手を掴める場所で行うことが重要で

ある．連続で1分できない場合は，トータルで1分になるように小分けにしてもよい．

## 骨育教室（自主参加型運動教室）

長野県佐久市にある病院で取り組んでいる「骨育教室」の内容を紹介する．毎週木曜日の13時から50分間の運動教室を行っている．病院の協力もあり，参加費は無料で，昼休みの時間にリハビリ室を開放して行っている．コロナ禍のため，密を回避する必要があり事前予約制で希望者を受け入れている．運動メニューは飽きがこないように，季節に合わせてPT，OTが自分達で考えて作成している．今回は，椅子に座ってできるタイプのメニューを紹介する．準備運動と足踏みで3分使って心拍数を上げ，ストレッチ10分，体幹トレーニング5分，今月の重点部位の運動（毎月目的を変更する）を15分行う．ここでは，セラバンドやエアーボクシング，ボールなどを使って運動を行う．リズム系（デュアルタスク系）で15分．ジャンケンをしながら運動する，あるいは手足を動かしながら計算や数字を数えるようにする．これは，認知タスクだけでなく歩行中に車や自転車などに反応できるように危険回避タスクを兼ねている．全体を通して心拍数の強弱に注意しながらメニューを組み合わせている（表1）．リラクゼーションの会話や休憩時間なども入れて正味50分間のメニューになる．骨密度の増加，バランス能の改善のためだけでなく，運動習慣を身につけること，家に閉じこもりにならないような動機付けとして役立っている（表2）．

## その他の運動

ゲートボールは，もともと北海道で子供向けに開発された球技である．そのため，高齢者でもプレーすることが可能な競技である．1試合30分間の試合中に立ち続けていること，片脚でボールをスパークするなど不安定な姿勢をコントロールする必要があり，バランス能を鍛えられるスポーツである．団体競技のため，高齢になってからも仲

表2．雨宮病院（長野県佐久市）における「骨育教室」
雨宮病院における骨育教室の運動内容（2022年，椅子でできるバージョン）．途中休憩を入れつつ約50分間の運動メニュー．月替わりの運動，クイズなどの脳トレも取り入れたデュアルタスクの内容で構成されている．

| ➤ウォーミングアップ・足踏み | 3分 |
|---|---|
| ➤ストレッチ・体幹トレーニング | 10分・5分 |
| ➤今月の重点部位の運動 | 15分 |
| ・セラバンド | |
| ・エアーボクシング | |
| ➤リズム系（デュアルタスク系） | 15分 |
| ・ジャンケンをしながら運動 | |
| ・計算や数字を数えながら運動 | |
| ➤クールダウン | 3分 |
| 休憩（それぞれのトレーニングの間に1分） | |

間や友人を作ることもできる．開眼片脚起立時間で比べてみると，地域在住の後期高齢者で30秒以上起立できた割合は男性26.8％，女性21.4％であったのに対して，ゲートボール競技者では30秒以上起立できた割合は，男性71％，女性53％であり，ゲートボール競技者の方が有意に多かった（P<0.01）[17]．

## 結　語

脆弱性骨折後の運動・リハビリテーションに関しては，新たな骨折を起こさせないように注意が必要である．本稿では薬物治療には触れなかったが，骨粗鬆症の薬物治療がきちんと行われているのか，チェックすることもリハビリテーション科医，PT/OTには求められる．

## 文　献

1) 大島　博：微小重力の骨量減少と対策．*MB Med Reha*，（270）：20-25，2022．
2) 萩野　浩：リハビリテーション治療で骨を変える．リハ医，58(1)：59-65，2021．
3) Frost HM：Bone "mass" and the "mechanostat"：a proposal．*Anat Rec*，219(1)：1-9, 1987.
   Summary　メカノスタットは，縦方向の成長，骨モデリング，BMU（Basic Multicellua Urnit）ベースのリモデリング活動を制御している．
4) 松瀬博夫：運動が筋・骨に与える影響：最新の知見．整・災外，64(4)：389-396，2021．

5) Turner CH, et al：Do bone cells behave like a neuronal network?. *Calcif Tissue Int*, **70**(6)：435-442, 2002.

6) Lanyon LE, Rubin CT：Static vs dynamic loads as an influence on bone remodelling. *J Biomech*, **17**(12)：897-905, 1984.

7) Rubin CT, Lanyon LE：Regulation of bone mass by mechanical strain magnitude. *Calcif Tissue Int*, **37**(4)：411-417, 1985.

8) Rubin CT, Lanyon LE：Regulation of bone formation by applied dynamic loads. *J Bone Joint Surg Am*, **66**(3)：397-402, 1984.

9) Daly RM, et al：Exercise for the prevention of osteoporosis in postmenopausal women：an evidence-based guide to the optimal prescription. *Braz J Phys Ther*, **23**(2)：170-180, 2019.
Summary 骨粗鬆症予防のための現在の運動ガイドラインの基礎となるトレーニングの一般原則と特定の負荷特性の概要を説明し，骨折リスクを減少させることができる運動の種類と量を紹介している．

10) Pellikaan P, et al：Ranking of osteogenic potential of physical exercises in postmenopausal women based on femoral neck strains. *PLoS One*, **13**(4)：e0195463, 2018.

11) Weeks BK, Beck BR：The BPAQ：a bone-specific physical activity assessment instrument. *Osteoporos Int*, **19**(11)：1567-1577, 2008.
Summary 新たに開発した骨特異的身体活動質問票（BPAQ）を，健康な若年成人の骨強度のパラメータを予測する能力について，他の一般的な身体活動測定法と比較した．BPAQ は，骨粗鬆症性骨折のリスクのある骨格部位の骨強度の指標を予測した．

12) Kersh ME, et al：Mechanical Loading of the Femoral Neck in Human Locomotion. *J Bone Miner Res*, **33**(11)：1999-2006, 2018.
Summary 閉経後女性において階段歩行とジャンプは，歩行と比較して転倒後に微小亀裂の発生がよく見られる大腿骨頚部の前側と上側で有意に高い歪みを誘発した．また，股関節伸展筋である大殿筋が大腿骨頚部に歪みを誘発した．

13) Hans D, et al：Monitored impact loading of the hip：initial testing of a home-use device. *Calcif Tissue Int*, **71**(2)：112-120, 2002.

14) Sakamoto K, et al：Dynamic Flamingo Therapy for Prevention of Femoral Neck Osteoporosis and Fractures. *Showa Univ J Med Sci*, **11**(4)：247-254, 1999.

15) Nakamura K, et al：Locomotive Syndrome：Definition and Management. *Clin Rev Bone Miner Metab*, **14**(2)：56-67, 2016.
Summary ロコモティブシンドロームとは，運動器の障害により運動機能が低下した状態を指し，超高齢化社会を迎えた日本では，人生の後半にロコモティブシンドロームを経験する人が多いと考えられる．ロコモティブシンドロームに関わる定義，現在の負担，診断，介入について説明．

16) Sakamoto K, et al：Effects of unipedal standing balance exercise on the prevention of falls and hip fracture among clinically defined high-risk elderly individuals：a randomized controlled trial. *J Orthop Sci*, **11**(5)：467-472, 2006.

17) 永井隆士ほか：ゲートボールによる開眼片脚起立時間の延長効果. 日整外スポーツ医会誌, **27**(4)：416-422, 2008.

# 運動器臨床解剖学

## ―チーム秋田の「メゾ解剖学」基本講座―

大好評

編集　東京医科歯科大学　秋田恵一　二村昭元

2020年5月発行　B5判　186頁
定価5,940円(本体5,400円＋税)

**マクロよりも詳しく、ミクロよりもわかりやすく！**

**「関節鏡視下手術時代に必要なメゾ(中間の)解剖学」**

肩、肘、手、股、膝、足を中心に、今までの解剖学の「通説」を覆す新しい知見をまとめた本書。
解剖学を学ぶ方のみならず、運動器を扱うすべての方必読です‼

## 目次

詳しくはこちら！

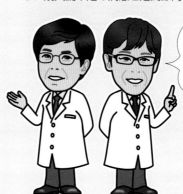

難しすぎずに、今より理解が深まります！

全日本病院出版会　〒113-0033 東京都文京区本郷3-16-4　Tel:03-5689-5989
www.zenniti.com　Fax:03-5689-8030

MB Med Reha **No.283**：**12-19**, 2023

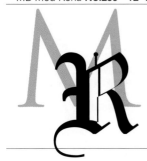

特集／骨脆弱性とリハビリテーション診療
—脆弱性骨折からがんの転移まで—

# 脆弱性椎体骨折の治療とリハビリテーション診療

粕川雄司[*1]　宮腰尚久[*2]

Abstract　骨粗鬆症による椎体脆弱性骨折は，発症から4週までの急性期，4～12週の亜急性期，12週以降の慢性期の病期に分けられる．急性期から骨粗鬆症の薬物治療，装具療法や，下肢の筋力訓練などを実施する．亜急性期以降では，疼痛軽減のため椎体形成術などの手術治療や，神経障害に対しては後方より椎体間固定を併用した除圧固定術が施行されることが多い．椎体骨折後は，前屈を避けるなどの日常生活動作（activity of daily living；ADL）指導や，脊柱を伸展し姿勢を保持するなど背筋訓練を中心にリハビリテーション治療を行う．椎体骨折による疼痛などの症状が改善したら，骨と筋の強化のため荷重や低負荷のインパクトを含めた運動や，転倒予防のためのバランス訓練および歩行・筋力強化訓練などの運動療法も併用する．これらの治療効果についてエビデンスが少しずつ構築されているが，今後，椎体骨折後の薬物治療や運動療法を継続するために，多職種によるリエゾンサービスの導入が期待される．

Key words　椎体骨折（vertebral fracture），保存療法（conservative treatment），手術治療（surgical treatment），リハビリテーション治療（rehabilitation treatment）

## はじめに

　骨粗鬆症は，骨密度の低下と骨質の劣化により骨強度が低下し，骨折リスクが上昇する疾患である．脊椎椎体骨折は骨粗鬆症に起因する最も頻度の高い骨折で，骨折後の急性期は薬物治療，装具療法などの保存治療が原則であるが，これらの保存治療が奏効せず疼痛が持続する例や，脊柱後弯変形や狭窄により遅発性に神経麻痺を生じる例も稀ではない．遅発性神経障害や後弯変形は，患者の生活の質（quality of life；QOL）を障害し，さらに生命予後も悪化させる[1]．また，椎体骨折後に続発する椎体骨折が生じるリスクは骨折後最初の1年が最も高く[2]，椎体骨折が続発すると骨折後の生存率がさらに低下する[3]ことも報告されている．そのため，椎体骨折が生じないように骨粗鬆症の予防と治療を行い，椎体骨折がすでに生じている場合には続発する椎体骨折を生じないようにしっかりと治療することが非常に重要となる．

## 脊椎椎体骨折の病期と病態

　椎体骨折は比較的骨癒合が得られやすい骨折で保存治療が第一選択となるが，疼痛を伴う新規椎体骨折なのか，既存椎体骨折なのかなど，椎体骨折がどのような病期・病態なのかにより治療方針は異なってくる．日本整形外科学会骨粗鬆症委員会からの骨粗鬆症性椎体骨折診療マニュアルによると，椎体骨折の病期は骨折が生じてから4週までを急性期，4～12週を亜急性期，3か月以降を慢性期としている．また，骨癒合の状態は12週までを治癒過程，3～6か月は遷延治癒，6～12か月は癒合不全，1年以上を偽関節と定義している[4]．

[*1] Yuji KASUKAWA, 〒010-8543　秋田県秋田市本道1-1-1　秋田大学医学部附属病院リハビリテーション科，准教授
[*2] Naohisa MIYAKOSHI, 同大学大学院医学系研究科整形外科学講座，教授

表 1. 脊椎椎体骨折の病期と病態・治療法

| | 急性期 | 亜急性期 | 慢性期 | | |
|---|---|---|---|---|---|
| 骨折からの期間 | ~4週 | 4~12週 | 3~6か月 | 6~12か月 | 1年以上 |
| 骨癒合の状態 | 治癒過程 | | 遷延治癒 | 癒合不全 | 偽関節 |
| 症状 | | | | | |
| 　疼痛 | ←――――――――――――――――――――→ | | | | |
| 　神経障害 | | ←――――――――――――――→ | | | |
| 　脊柱変形 | | | ←――――――――→ | | |
| 治療法 | | | | | |
| 　骨粗鬆症薬物治療 | ←――――――――――――――――――→ | | | | |
| 　装具療法 | ←―――――――→ - - - - → | | | | |
| 　運動療法 | - - → ←――――――――――――――――→ | | | | |
| 　手術治療 | | BKP・椎体形成・除圧固定術など | BKP，椎体形成，固定・除圧固定・矯正固定術 | | |

（文献 4 より改変引用）

急性期から慢性期においては，疼痛や骨粗鬆症に対する薬物治療に加え装具療法を開始する．椎体骨折後の急性期では，四肢の廃用を予防するため，装具を装着して下肢機能訓練や立位・歩行訓練を行う．また，就寝時に仰臥位で寝ると骨折部が開大し骨癒合が阻害される心配があるため，側臥位で就寝することを指導する．亜急性期以降では神経障害（遅発性神経障害）を呈することがあり，さらに慢性期以降では椎体骨折後の椎体変形や骨折椎体の偽関節などにより，局所後弯や全脊柱矢状面アライメントの異常により脊柱変形を生じることもあるため，運動療法や手術治療を考慮する（表1）．

## 各病期における治療

### 1．急性期以降，椎体骨折に対する骨粗鬆症薬物治療

脆弱性椎体骨折を生じた症例は，骨密度に関わらず骨粗鬆症と診断されるので骨粗鬆症の治療が必須となる．骨粗鬆症の予防と治療ガイドライン2015年版では，窒素含有ビスホスホネート薬，抗ランクル抗体（デノスマブ）薬，選択的エストロゲン受容体モジュレーター，副甲状腺ホルモン薬（テリパラチド），エルデカルシトールが椎体骨折発生抑制効果のエビデンスが示されている[5]．

### 2．急性~亜急性期の椎体骨折に対する装具療法

高齢者では長期臥床により肺炎の発症，下肢の筋力低下や認知症の進行などが懸念されるため，体幹装具を使用して受傷後早期より離床することが重要となる．外固定に使用する体幹装具は，採型による軟性コルセット，プラスチック製の硬性または半硬性コルセット，硬性フレーム装具などがあるが，装具療法の疼痛，体幹筋力，後弯変形，QOLに対する効果のエビデンスは十分とは言えない．5つのランダム化比較試験（randomized controlled trial；RCT）と6つの前向き非RCTなどを含めた16の研究を対象としたシステマティックレビューでも，装具療法の安全性や疼痛に対する効果のエビデンスは乏しい[6]．一方，4つのRCTと3つの前向きコホート研究を対象としたシステマティックレビューでは，神経症状のない60歳以上の椎体骨折に対する体幹装具は，力学的椎体安定性，後弯変形，および姿勢安定性を改善し，筋力や日常生活機能も改善したと述べられている[7]．今後，椎体骨折を生じた対象者の病期や病態を一致させたうえで，装具療法の効果を検証する研究が望まれる．

### 3．急性~亜急性期，慢性期にかけての運動療法

骨粗鬆症患者に対する運動療法の目的は，骨密度の増加，転倒の予防，QOLの改善などがある．

近年では，バランス訓練とレジスタンス訓練を含めた複数種類の運動プログラムを実施することが推奨されている．英国骨粗鬆症協会による「骨粗鬆症に対する身体活動と運動」のクイックガイドによると，① 骨と筋の強化：骨強度に対する荷重運動と筋力強化運動，② 姿勢の安定：転倒予防のためのバランス訓練と筋力訓練，③ 背部のケア：姿勢や疼痛に対する背筋訓練，を病態・病状などに応じて運動療法を選択することが推奨されている[8]（**表2**）．このガイドラインによると，背部痛や椎体骨折の症状がある場合は，③ 背部のケアである背筋訓練から実施し，その後椎体骨折の症状が改善すれば ① 骨や筋の強化や ② 姿勢の安定の訓練を実施するとされている[8]（**図1**）．

### 1）背部のケア：背筋力を維持・強化する運動療法

骨粗鬆症性椎体骨折が好発する高齢者では，骨密度の低下のみならず筋力や筋量が低下するサルコペニアを合併することが多い[9]．椎体骨折が生じさらにサルコペニアにより背筋力が低下し，脊椎後弯が進行すると QOL は低下する[10]．QOL の低下に関連する因子は腰椎の可動性と背筋力である[10]ことから，椎体骨折による脊柱後弯を伴う症例には，続発性椎体骨折や脊柱後弯のさらなる進行予防のために背筋強化訓練や体幹のストレッチなどが有効と考えられる．

背筋運動療法による椎体骨折の予防効果について，既存椎体骨折のない閉経後女性を対象としたRCT では，背筋力の 30％の重さのバックパックを背負っての腹臥位からの等尺性背筋訓練を 2 年間実施した群では，運動中断して 8 年後の調査でも背筋力は維持され，椎体骨折の頻度は有意に減少していた[11]．しかし，椎体骨折や後弯変形を生じている骨粗鬆症患者では負荷により，さらなる骨折や疼痛が生じる懸念がある．Hongo らは，若年ボランティアを対象に，背筋訓練の負荷や頻度，強度をそれぞれ減らした背筋訓練の効果を検証し，負荷を減らした背筋運動でも背筋訓練の効果が維持されたことを報告し[12]，さらに閉経後骨粗鬆症患者を対象にバックパックを用いない低負荷の等尺性背筋訓練を 1 日 10 回，週 5 日，4 か月継続する RCT では，背筋力が増加し QOL が改善し，腰椎の前弯角が改善した[13]と報告している．また，椎体骨折を有する60名の閉経後骨粗鬆症女性を対象に，6 週間の指導下での背筋訓練は，疼痛，背筋力，体幹の抵抗力，活動性および QOL を在宅での背筋訓練またはコントロールに比較して有意に改善したとの報告もある[14]．これらの報告より，骨粗鬆症患者に対しても低負荷の背筋運動療法は，姿勢の改善や QOL の改善効果があり，有用な運動と考えられる．しかし，急性期の椎体骨折を生じている人や，脊柱変形により腹臥位になることが難しい人は控えるべきであり，背筋運動療法の椎体骨折の予防効果や，背筋運動療法をどのように継続していくかなど，今後検討が必要な課題もある．

### 2）骨の強化：骨密度に対する運動療法

運動療法の骨密度増加効果は，比較的若年の骨粗鬆症患者を対象としていることが多く，運動負荷は比較的強く頻度も高い．運動療法の骨密度への効果について，システマティックレビューによると，複合的な運動プログラムが脊椎の骨密度を3.2％増加し最も有効であったと報告されている[15]が，ウォーキングなどの有酸素運動は椎体骨密度の増加効果はなかったとするシステマティックレビューもある[16]．椎体の骨密度を増加するためには，単独の運動ではなく複合的な運動プログラムが推奨される．また，2022 年の英国からの骨粗鬆症に対する身体活動と運動のコンセンサスステートメントによると，椎体骨折を有する骨粗鬆症患者では更なる椎体骨折を生じないように，骨の強度に応じて毎日 20 分程度の早歩きが推奨されている[17]．

また，閉経後骨粗鬆症患者を対象に12か月間の骨粗鬆症治療薬であるテリパラチド（20 $\mu$g/day）に全身のバイブレーション運動（12 分/回，週 3セッション）を併用した群と，テリパラチド単独で治療した群の腰椎骨密度に対する効果を検討し

**表 2.** 骨粗鬆症と骨の健康のための運動と身体活動

| 運動の目的 | 運動の内容 |
|---|---|
| 骨と筋の強化 | ・荷重／インパクト運動：椎体骨折がある場合　低負荷<br>・筋力訓練 |
| 姿勢の安定 | ・バランス訓練<br>・歩行／筋力訓練 |
| 背部のケア | ・日常生活動作の指導：負荷のかかった脊椎屈曲動作を避ける<br>・背筋訓練 |

（文献 8　Royal Osteoporosis Society. Strong, steady and straight：physical activity and exercise for osteoporosis. Quick guide：summary. より改変引用）

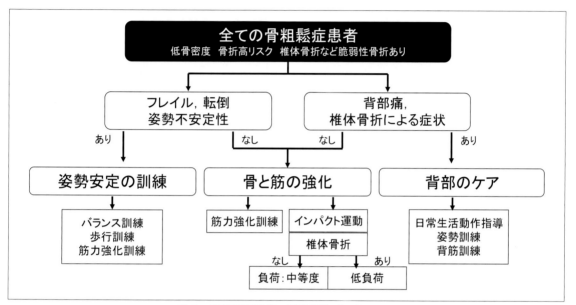

**図 1.** 骨粗鬆症患者の運動療法プロトコール

（文献 8　Royal Osteoporosis Society. Strong, steady and straight：physical activity and exercise for osteoporosis. Quick guide：summary. より改変引用）

（表 2 と図 1 は文献 8 より改変引用）

たRCTによると，テリパラチド単独に比べ併用群で腰椎骨密度が有意に増加した[18]．そのため，特に椎体骨密度を増加するためには，複合的なプログラムによる運動療法のみではなく，骨粗鬆症に対する薬物治療を併用することが重要と考える．

### 3）安定：椎体骨折後の転倒予防やQOLに対する運動療法

脆弱性椎体骨折を有している患者に対する運動療法の効果について，RCTとメタ解析によると，椎体骨折後の運動療法はQOLや身体機能を改善し，疼痛を軽減すると報告されているが，そのエビデンスレベルは低い[19]．Mikóらは，骨粗鬆症性骨折を有する65歳以上の女性を対象としたRCTにより，12か月のバランス訓練によりBerg balance scaleやtimed up and goテストの値が有意に改善し，転倒回数も有意に減少したと報告している[20]．また，椎体骨折を有する女性を対象としたシングルブラインドRCTでは，複数要素のバランスおよびレジスタンス訓練は，QOL，転倒恐怖感および他の身体機能を改善した[21]．

骨粗鬆症性椎体骨折を伴った骨粗鬆症患者に対する運動療法について，いくつかのレコメンデーションがある．カナダからのtoo fit to fractureレコメンデーションでは，椎体骨折を有する者に対しては，バランス訓練とレジスタンス訓練を含めた複数種類の運動プログラムが推奨されている．椎体骨折や姿勢に対しては毎日の低頻度の背筋訓練，筋緊張改善，疼痛軽減，可動性の改善，より適正な姿勢の指導を理学療法士の指導の下に行うことが推奨されている[22]．また，国際骨粗鬆症財団のリハビリテーションワーキンググループは，椎体骨折後の運動療法について毎日のバランストレーニングや脊椎伸筋の持久力トレーニングなどを推奨している[23]．

一方，脊椎の急激な，反復的で負荷のかかった，また可動域の後半で捻りまたは屈曲を伴った運動や転倒の危険性が高い運動は避けることが重要である[24]．特に複数の椎体骨折を有する対象者に対する運動療法は，運動器の障害に対し多方面から

しっかりと評価することが重要となるため，理学療法士のもとで行われることが推奨されている[23]．

### 4．亜急性期〜慢性期にかけての手術治療
#### 1）BKPによる椎体形成

亜急性期において遷延癒合や偽関節のため疼痛が持続するような症例に対して，balloon kyphoplasty（BKP）が行われることがある．BKPは椎体骨折による疼痛を軽減することが多いが，BKP施行後に隣接椎体骨折の発生が懸念されている．BKPを施行した273名を対象に術前後のテリパラチド治療とリハビリテーション治療による，隣接椎の椎体骨折の発生頻度を調査した報告によると，テリパラチド治療と17日間以上の股関節関節可動域訓練，筋力訓練，動作や姿勢の指導によるリハビリテーション治療は，早期の隣接椎椎体骨折のリスクを軽減した[25]．BKP後に疼痛が軽減しても，運動療法は隣接椎体骨折の発生予防につながる可能性がある．

#### 2）遅発性神経障害や後弯変形に対する手術治療

椎体圧潰や脊柱管狭窄により，脊髄・馬尾神経・神経根が圧迫され遅発性神経障害が生じる症例では，後方除圧固定術が必要となることが多い．また，椎体骨折の圧潰などにより骨折部位の局所後弯が生じ，さらに全体の脊柱矢状面のアライメントが悪化するような場合には，骨切りや椎体置換などの脊柱再建術が適応される．これらの手術では，下位胸椎から骨盤までの広範囲の固定術が必要となることがある．広範囲の固定術では，術前困難であった立位保持，掃除や洗濯，高所のものに手を伸ばすなどの動作ができるようになるが，農作業，トイレでの動作や，衣類の着脱に制限が生じることがあり[26]，日常生活動作（activity of daily living；ADL）の指導や術後の運動療法の重要性など，今後検討が必要と思われる．

### 骨粗鬆症・骨折リエゾンサービス

#### 1．脆弱性椎体骨折後の治療継続

椎体骨折後の各時期において，薬物治療，装具

療法，運動療法，および手術治療の効果について少しずつエビデンスが構築されているが，これらの治療は椎体骨折による症状が軽快してからも継続する必要がある．しかし，これらの治療の継続率が低いことから，運動療法も含め治療をどのように継続していくかが最大の課題となる．骨粗鬆症および大腿骨近位部・脊椎椎体骨折後の治療の継続率を改善するため，世界的に多職種で連携して治療を行う骨粗鬆症／骨折リエゾンサービス（OLS/FLS）の導入が推奨されている．我が国においても，日本骨粗鬆症学会と日本脆弱性骨折ネットワークが二次骨折予防の普及のためFLSクリニカルスタンダードを作成している．このクリニカルスタンダードでは，転倒リスクの評価，転倒予防の指導や訓練を実施することも含まれている．今後，骨粗鬆症や椎体骨折の啓発・予防・診断・治療のための多職種連携システムであるリエゾンサービスを導入することにより，骨粗鬆症治療および椎体骨折に対する運動療法を継続することが重要となる．

## 2．椎体骨折後のリエゾンサービス

椎体骨折後のFLS導入の効果について，椎体骨折後のFLS導入前の142名における再骨折率48.9%に比べ，導入後の578名では2年後の再骨折率が37.0%と有意に低下していた[27]との報告がある．また我が国においても，椎体骨折を含む骨粗鬆症性脆弱性骨折後のOLS/FLSは，続発する骨粗鬆症性脆弱性骨折の発生頻度を抑制し[28]，さらに導入前と比較し医療費も抑制した[29]との報告がある．今後，椎体骨折後のOLS/FLSにより薬物治療や運動療法を継続することが期待される．

## まとめ

脆弱性椎体骨折は，骨粗鬆症に起因する最も頻度の高い骨折で，高齢の骨粗鬆症患者のQOLを低下し生命予後を悪化するため，その予防と治療をしっかりと継続する必要がある．椎体骨折後は急性期，亜急性期，および慢性期の各時期に応じて，薬物治療や運動療法などのリハビリテーショ

ン治療を選択することが重要となる．運動療法は，急性期から下肢筋力訓練などを実施し，亜急性期以降では更なる椎体骨折が生じないように，ADLの指導や背筋強化訓練などの訓練を実施し，慢性期以降ではそれらの訓練に加え，骨や筋の強度を改善するためのインパクト運動を含めた訓練や，転倒予防のためのバランス訓練や歩行・筋力訓練などを，骨粗鬆症治療薬と併用して実施し，それらの治療を継続するため理学療法士や作業療法士を含めたOLS/FLSにより，治療を継続していくことが望まれる．

## 文　献

1) Nishimura A, et al：Osteoporosis, vertebral fractures and mortality in a Japanese rural community. *Mod Rheumatol*, **24**(5)：840-843, 2014.

2) Inose H, et al：Risk factors for subsequent vertebral fracture after acute osteoporotic vertebral fractures. *Eur Spine J*, **30**(9)：2698-2707, 2021.

3) Lindsay R, et al：Risk of new vertebral fracture in the year following a fracture. *JAMA*, **285**(3)：320-323, 2001.

4) 青木保親ほか：骨粗鬆症性椎体骨折診療マニュアル．日整会誌，**94**(10)：882-906，2020.

5) 骨粗鬆症の予防と治療ガイドライン作成委員会：骨粗鬆症治療薬の有効性の評価一覧．骨粗鬆症の予防と治療ガイドライン2015年版，158，ライフサイエンス出版，2015.

6) Hofler RC, Jones GA：Bracing for Acute and Subacute Osteoporotic Compression Fractures：A Systematic Review of the Literature. *World Neurosurg*, **141**：e453-e460, 2020.

7) Kweh BTS, et al：The Role of Spinal Orthoses in Osteoporotic Vertebral Fractures of the Elderly Population（Age 60 Years or Older）：Systematic Review. *Global Spine J*, **11**(6)：975-987, 2021.

8) Royal Osteoporosis Society：Strong, steady and straight：physical activity and exercise for osteoporosis. Quick guide：summary. Published online 2019〔https://theros.org.uk/media/0o5h1l53/ros-strong-steady-straight-quick-guide-february-2019.pdf〕

9) Miyakoshi N, et al：Prevalence of sarcopenia in

Japanese women with osteopenia and osteoporosis. *J Bone Miner Metab*, **31**(5)：556-561, 2013.

10) Miyakoshi N, et al：Back extensor strength and lumbar spinal mobility are predictors of quality of life in patients with postmenopausal osteoporosis. *Osteoporos Int*, **18**(10)：1397-1403, 2007.

11) Sinaki M, et al：Stronger back muscles reduce the incidence of vertebral fractures：a prospective 10 year follow-up of postmenopausal women. *Bone*, **30**(6)：836-841, 2002.

12) Hongo M, et al：Effects of reducing resistance, repetitions, and frequency of back-strengthening exercise in healthy young women：a pilot study. *Arch Phys Med Rehabil*, **86**(7)：1299-1303, 2005.

13) Hongo M, et al：Effect of low-intensity back exercise on quality of life and back extensor strength in patients with osteoporosis：a randomized controlled trial. *Osteoporos Int*, **18**(10)：1389-1395, 2007.

14) Çergel Y, et al：The effects of short-term back extensor strength training in postmenopausal osteoporotic women with vertebral fractures：comparison of supervised and home exercise program. *Arch Osteoporos*, **14**(1)：82, 2019.

15) Howe TE, et al：Exercise for preventing and treating osteoporosis in postmenopausal women. *Cochrane Database Syst Rev*, **6**(7)：CD000333, 2011.

16) Ma D, et al：Effects of walking on the preservation of bone mineral density in perimenopausal and postmenopausal women：a systematic review and meta-analysis. *Menopause*, **20**(11)：1216-1226, 2013.

17) Brooke-Wavell K, et al：Strong, steady and straight：UK consensus statement on physical activity and exercise for osteoporosis. *Br J Sports Med*, **56**(15)：837-846, 2022.
Summary　骨や筋の強度，姿勢の安定や改善を目標に運動療法を実施することが推奨されている．椎体骨折の症状があれば，姿勢改善のための運動から実施する．

18) Jepsen DB, et al：The combined effect of Parathyroid hormone(1-34) and whole-body Vibration exercise in the treatment of postmenopausal OSteoporosis(PaVOS study)：a randomized controlled trial. *Osteoporos Int*, **30**(9)：1827-

1836, 2019.

19) Gibbs JC, et al：Exercise for improving outcomes after osteoporotic vertebral fracture. *Cochrane Database Syst Rev*, **7**(7)：CD008618, 2019.

20) Mikó I, et al：Effectiveness of balance training programme in reducing the frequency of falling in established osteoporotic women：a randomized controlled trial. *Clin Rehabil*, **31**(2)：217-224, 2017.

21) Stanghelle B, et al：Correction to：Effects of a resistance and balance exercise programme on physical fitness, health-related quality of life and fear of falling in older women with osteoporosis and vertebral fracture：a randomized controlled trial. *Osteoporos Int*, **31**(6)：1187, 2020.

22) Giangregorio LM, et al：Too Fit To Fracture：exercise recommendations for individuals with osteoporosis or osteoporotic vertebral fracture. *Osteoporos Int*, **25**(3)：821-835, 2014.

23) Pinto D, et al；Rehabilitation Working Group of IOF Committee of Scientific Advisors：The global approach to rehabilitation following an osteoporotic fragility fracture：A review of the rehabilitation working group of the International Osteoporosis Foundation(IOF)committee of scientific advisors. *Osteoporos Int*, **33**：527-540, 2022.
Summary　複数のプログラムを組み合わせた運動療法が，脆弱性骨折後の痛み，身体機能，および生活の質の改善のために推奨される．

24) Giangregorio LM, et al：Exercise for improving outcomes after osteoporotic vertebral fracture. *Cochrane Database Syst Rev*,(1)：CD008618, 2013.

25) Ueno M, et al：Use of Parathyroid Hormone and Rehabilitation Reduces Subsequent Vertebral Body Fractures after Balloon Kyphoplasty. *Asian Spine J*, **16**(3)：432-439, 2022.

26) Ishikawa Y, et al：Activities of daily living and patient satisfaction after long fusion for adult spinal deformity：a retrospective study. *Eur Spine J*, **28**(7)：1670-1677, 2019.

27) Kelm N, et al：Role of Fracture Liaison Service Program in Reducing Refracture Rate in the Elderly Osteoporotic Trauma Patients Presenting With Vertebral Compression Fracture：A Six-Year Study. *Am Surg*：31348211047512, 2021.

28) Yoshino Y, et al：Effectiveness of a Japanese

multi-professional cooperative osteoporosis liaison service at a private hospital for decreasing secondary fractures in osteoporosis patients with fragility fractures. *Arch Osteoporos*, **16**(1): 75, 2021.

29) Kobayashi S, et al : Impact of osteoporosis liaison services on the expected lifetime osteoporosis-related medical expenses of patients with fragility fracture in a private hospital in Japan. *Arch Osteoporos*, **17**(1) : 64, 2022.

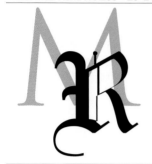

特集／骨脆弱性とリハビリテーション診療
—脆弱性骨折からがんの転移まで—

# 大腿骨近位部骨折の治療とリハビリテーション

山本智章*

Abstract　大腿骨近位部骨折患者は，様々な内科的疾患やフレイルを併存していることから骨折後に身体機能を低下させ，生命予後の悪化をもたらす．本骨折患者を適切な管理のもとに手術治療をすることは，患者予後の向上のみならず，医療経済の面からも極めて重要なことであり，海外では best practice（ベストプラクティス）と呼ばれている．令和4年度の診療報酬改定では早期手術と二次性骨折予防に加算が設定されて日本におけるベストプラクティスへの取り組みが大きく前進したと言える．年間20万人を超える大腿骨近位部骨折患者の身体機能および QOL の最大限の回復を達成するとともに二度と骨折をしないための多職種でのチーム医療が求められている．

Key words　大腿骨近位部骨折（hip fracture），リハビリテーション（rehabilitation），ベストプラクティス（best practice）

## はじめに

　高齢者の大腿骨近位部骨折は骨脆弱性とフレイルなど易転倒性によって骨折リスクが増大している状態で軽微な外力で発症する．本骨折患者は，様々な疾患や不健康状態を併存している高齢者であり，平均年齢が80歳を超える超高齢のため骨折後に身体機能を大幅に低下させ，生命予後の悪化をもたらす可能性が大きい．本骨折患者の適切な管理のもとに早期に手術治療をすることは，患者予後向上のみならず，医療経済の面からも極めて重要なこととなる．このようにガイドラインに基づいた診療を海外では best practice（ベストプラクティス）と呼んで医療の質の向上に取り組んでいる．ここでは大腿骨近位部骨折患者におけるベストプラクティスとリハビリテーションについて海外の動向や日本のガイドラインに基づいて解説する．

## 大腿骨近位部骨折の疫学，治療，予後

　日本整形外科学会と日本骨折治療学会から「大腿骨頚部／転子部骨折診療ガイドライン2021（改訂第3版）」が発刊されている．それによると日本における大腿骨近位部骨折は2012年に175,700例で，2020年で240,000例，さらに2040年には300,000例を超えることが予想されている[1]．また日本整形外科学会の全国調査2019年の年齢分布をみると平均年齢が80代を超えて80代後半〜90代で増加が著しいことが報告されている[2]．さらに日本整形外科学会の手術登録（JOANR）において2020年のデータでは整形外科手術の15〜16%が大腿骨近位部骨折になっていることから，医療費の視点からも重大な疾患になっていることがうかがえる[3]．

　生命予後の視点から本骨折患者の高い死亡率は海外で多くの報告がされている．特に欧米では骨

---

* Noriaki YAMAMOTO, 〒 950-3304　新潟県新潟市北区木崎761番地　新潟リハビリテーション病院，院長

折後早期(30日)に10%を超えていたとの報告や，骨折後1年では30%にも及んでいたとの報告がなされた[4]．一方日本における死亡率は低く[5]，医療システムの違いが影響していると考えられる．さらに身体機能の視点から本骨折は高齢者の歩行能力，ADL，QOLに大きな影響をもたらすことが報告されている[6]．日本における調査では，受傷後1年での歩行レベルの自立が40%程度との報告がされている[7]．治療については骨接合術または人工骨頭挿入術が主に実施されており，骨折のタイプや年齢，活動性などを考慮して最適な手術方法が選択される．大腿骨近位部骨折を発症した高齢者は直後から立位歩行能力を喪失し疼痛とともに，不動化による全身的な悪影響が生じる．このため可能な限り早期の手術治療とリハビリテーションが求められる．リハビリテーションの遅れは廃用を加速させ，骨折患者の要介護状態の原因となる．

### 大腿骨近位部骨折治療のベストプラクティス

近年，大腿骨近位部骨折の診療における多職種による集学的な医療体制が重視されている．Orthogeriatrics（整形老年病）と呼ばれ，骨折患者を救急対応する上で老年病学の視点で横断的にケアすることでより良い治療成績がもたらされる[8]．英国ではnational hip fracture databaseにより骨折後30日の死亡率が高いことが明らかにされたことから医療の質の向上を目的にした政策的な取り組みが進んでいる．「best practice tariff in hip fracture care」と呼ばれる8項目は病院における標準的な治療指針として重視され，診療報酬にも反映されている[9]．その具体的な内容を紹介する．

① **Prompt surgery within 36 hours**：来院後の迅速な手術対応．

② **Assessment by geriatrician within 72 hours**：術前からの老年病学的な周術期管理．

③ **An abbreviated mental test before surgery**：術前の認知症評価と対策．

④ **Assessment for bone protection**：骨粗鬆症評価と薬剤治療介入．

⑤ **Specialist falls assessment**：多職種による転倒予防対策．

⑥ **Nutritional assessments**：入院中の栄養評価・介入．

⑦ **Post-operative delirium assessment**：術後のせん妄予防．

⑧ **Physiotherapy the day of or day following surgery**：手術当日または翌日からの理学療法介入，離床．

### 大腿骨近位部骨折の術後リハビリテーション

術後のリハビリテーションは理学療法士，作業療法士，言語聴覚士が協働してのいわゆるmultidisciplinary rehabilitationが有効とされる[10]．大腿骨近位部骨折では術後早期の離床が推奨され，可能な限り術後1日目からの立位訓練が開始される．理学療法士は患者の受傷前の歩行レベルや活動レベルをもとにゴール設定を行い，作業療法士とともにADL獲得のためのリハビリテーションを行う．段階的な歩行訓練とともに下肢の筋力強化やバランス機能向上は転倒予防にも直結する[11]．大腿骨近位部骨折の術後運動療法の有効性について，骨接合術後の48時間以内の早期荷重歩行練習開始は歩行距離が長く，移乗や歩行に必要な介助量が有意に軽減したとされている[12]．また，大腿骨近位部骨折受傷後3か月経過した地域在住高齢者に対してさらに3か月間（週3回）の筋力トレーニングは，日常生活活動能力・歩行能力・立位バランス機能に有意な改善を認めたと報告している[13]．作業療法士はADLの回復のための集学的リハビリテーションとともに家屋調査を含めて転倒のリスク評価と実践的な介入を実施する．高齢者は生活の中で転倒に至る背景も多種多様で，可能な限り退院前住宅訪問指導も実施し，実場面での行動や動作を確認する．また，転倒恐怖感や，転倒後症候群，活動制限などの悪循環により転倒リスクが高まるため，患者・家族への指導のみならず，介護担当者への情報提供とともに退院支援が行われる．

言語聴覚士は脳血管障害や認知症などを考慮し

て認知機能の評価として abbreviated mental test score（AMTS）と mini mental state examination（MMSE）等を実施し，多職種間での情報共有を行う．

嚥下障害を抱える高齢者も多く，術後の誤嚥性肺炎の予防のため歯科による口腔ケアを積極的に介入する．

## 転倒予防

ベストプラクティスが示すように，転倒予防は薬剤治療とともに二次性骨折予防に不可欠な介入である．術後早期に看護師，理学療法士，作業療法士を中心に，① 転倒予防の観点から身体状況に応じた安全な移動方法を獲得する，② 転倒リスクを回避しながら活動性低下予防のため個別に継続可能な運動を指導する，③ 退院後の介護担当者には運動内容や注意点などの情報を提供する，④ 自宅で安全に生活できる環境整備を多職種と連携しながら実践する．転倒リスクの軽減には，バランスエクササイズに筋力エクササイズを加えた複合的な運動が推奨されている．環境整備や栄養面も含めて多職種の視点での介入がより効果的な二次性骨折予防につながると思われる．

## リハビリテーション栄養

リハビリテーションの円滑な実施のためには栄養面の評価と介入は不可欠で，特に大腿骨近位部骨折患者は貧血，脱水，低栄養の発生リスクが大きいことから管理栄養士の介入は重要である．管理栄養士は入院早期から ① 栄養管理計画書の作成，② 患者カンファレンスへの参加，③ 退院前栄養指導の実施，④ 患者向けの資材の提供，などで栄養管理を行っている．体重や活動量，食事摂取量についてモニタリングを実施し，必要に応じ計画書を変更する．退院時栄養指導が重要であり，患者および家族に対する教育を徹底する．日本リハビリテーション栄養学会からは大腿骨近位部骨折患者におけるガイドラインが作成されている[14]．

## 骨折リエゾンサービスと診療報酬改定

令和4年4月，大腿骨近位部骨折患者の診療に2つの評価が新設された．その1つ目は「緊急整復固定加算・緊急挿入加算」であり，75歳以上の後期高齢者の本骨折患者に対する受傷後48時間以内の手術に対して4,000点の加算が算定可能となる（図1）．2つ目が「二次性骨折予防継続管理加算」であり，手術後の患者に骨粗鬆症の評価と治療開始および治療継続をすることに対して1年間算定できる（図2）．二次性骨折予防継続管理の指針として骨折リエゾンサービス（fracture liaison service；FLS）クリニカルスタンダードが策定されており（図3），骨折患者の特定，評価，治療，退院後のフォローまで多職種による患者ケアと，かかりつけ医との連携によって二次性骨折予防が継続される[15]．クリニカルスタンダードには転倒リスク評価，リハビリテーション，転倒予防が必須項目として記載されており，多職種リハビリテーションを早期から実施する．英国の大腿骨近位部骨折ベストプラクテイスにおけるリハビリテーション基準を紹介する[16]．

① **First day mobilization with full weight bearing**：術後1日目の運動療法と全荷重での立位訓練．

② **Rehabilitation plan and goals were discussed early within 1 week after operation**：術後1週間以内のリハビリテーション計画とゴール設定．

③ Multidisciplinary team rehabilitation：多職種リハビリテーション．

④ Adequate rehabilitation time and volume：十分な時間と量のリハビリテーション（2時間／日）．

⑤ OT home environment assessment：転倒予防のための作業療法士による屋内環境評価．

⑥ Continuous rehabilitation after discharge：退院後の地域リハビリテーションでの継続．

## おわりに

今回，令和4年度の診療報酬改定によって大腿

## 医療技術評価分科会の評価を踏まえた対応

### 新規技術の保険導入

➤ 高齢者の大腿骨近位部骨折に対する適切な治療を評価する観点から、骨折観血的手術（大腿）に対する緊急整復固定加算及び人工骨頭挿入術（股）に対する緊急挿入加算を新設する。

（新）　緊急整復固定加算　　　4,000点
（新）　緊急挿入加算　　　　　4,000点

[算定要件]
（1）　**75歳以上の大腿骨近位部骨折患者**に対し、**適切な周術期の管理**を行い、**骨折後48時間以内**に骨折部位の**整復固定**を行った場合に、所定点数に加算する。
（2）　一連の入院期間において区分番号「Ｂ００１」の「34」の「イ」**二次性骨折予防継続管理料1**を算定する場合に１回に限り算定する。
（3）　当該手術後は、**早期離床**に努めるとともに、関係学会が示しているガイドラインを踏まえて**適切な二次性骨折の予防**を行うこと。
（4）　**診療報酬明細書の摘要欄に骨折した日時及び手術を開始した日時**を記載すること。

[施設基準]
（1）　整形外科、内科及び麻酔科を標榜している病院であること。
（2）　**整形外科について５年以上の経験を有する常勤の医師が２名以上配置**されていること。
（3）　麻酔科標榜医が配置されていること。
（4）　常勤の内科の医師が１名以上配置されていること。
（5）　緊急手術が可能な体制を有していること。
（6）　大腿骨近位部骨折患者に対する、前年の区分番号「Ｋ０４６　骨折観血的手術」及び「Ｋ０８１　人工骨頭挿入術」の算定回数の合計が60回以上であること。
（7）　当該施設における大腿骨近位部骨折後48時間以内に手術を実施した前年の実績について、院内掲示すること。
（8）　**関係学会と連携**の上、手術適応等の治療方針の決定及び術後の管理を行っていること。
（9）　多職種連携を目的とした、大腿骨近位部骨折患者に対する院内ガイドライン及びマニュアルを作成すること。
（10）　速やかな術前評価を目的とした院内の内科受診基準を作成すること。
（11）　運動器リハビリテーション料（Ⅰ）又は運動器リハビリテーション料（Ⅱ）の施設基準に適合しているものとして地方厚生（支）局長に届け出ていること。
（12）　二次性骨折予防継続管理料1の施設基準に適合しているものとして地方厚生（支）局長に届け出ていること。
（13）　関係学会から示されているガイドライン等に基づき、当該手術が適切に実施されていること。

大腿骨頸部骨折
大腿骨転子部骨折
頸体角といいます
（平均130°）
出典：日本整形外科学会ホームページより引用

11

**図 1.** 令和４年診療報酬改定における大腿骨近位部骨折の診療

## 継続的な二次性骨折予防に係る評価の新設

➤ 大腿骨近位部骨折の患者に対して、関係学会のガイドラインに沿って継続的に骨粗鬆症の評価を行い、必要な治療等を実施した場合の評価を新設する。

（新）　二次性骨折予防継続管理料

イ　二次性骨折予防継続管理料1　　1,000点　（入院中１回・手術治療を担う一般病棟において算定）

ロ　二次性骨折予防継続管理料2　　　750点　（入院中１回・リハビリテーション等を担う病棟において算定）

ハ　二次性骨折予防継続管理料3　　　500点　（１年を限度として月に１回・外来において算定）

[対象患者]
イ：大腿骨近位部骨折を発症し、手術治療を担う保険医療機関の一般病棟に入院している患者であって、骨粗鬆症の有無に関する評価及び必要な治療等を実施したもの
ロ：**イを算定していた患者であって、リハビリテーション医療等を担う病棟において継続的に骨粗鬆症に関する評価及び治療等を実施したもの**
ハ：**イを算定していた患者であって、外来において継続的に骨粗鬆症に関する評価及び治療等を実施したもの**

[算定要件]
1.　イについては、別に厚生労働大臣が定める施設基準に適合しているものとして保険医療機関が地方厚生局長等に届け出た病棟に入院している患者であって、大腿骨近位部骨折に対する手術を行ったものに対して、二次性骨折の予防を目的として、骨粗鬆症の計画的な評価及び治療等を行った場合に、当該入院中１回に限り算定する。
2.　ロについては、別に厚生労働大臣が定める施設基準に適合しているものとして保険医療機関が地方厚生局長等に届け出た病棟に入院している患者であって、他の保険医療機関においてイを算定したものに対して、継続して骨粗鬆症の計画的な評価及び治療等を行った場合に、当該入院中１回に限り算定する。
3.　ハについては、別に厚生労働大臣が定める施設基準に適合しているものとして地方厚生局長等に届け出た保険医療機関において、入院中の患者以外の患者であって、イを算定したものに対して、継続して骨粗鬆症の計画的な評価及び治療等を行った場合に、初回算定日の属する月から起算して１年を限度として、月１回に限り算定する。
4.　イについては、関係学会より示されている「骨折リエゾンサービス（FLS）クリニカルスタンダード」及び「骨粗鬆症の予防と治療ガイドライン」に沿った適切な評価及び治療等が実施された場合に算定する。
5.　ロ及びハについては、関係学会より示されている「骨折リエゾンサービス（FLS）クリニカルスタンダード」及び「骨粗鬆症の予防と治療ガイドライン」に沿った適切な評価及び骨粗鬆症の治療効果の判定後、必要な治療を継続して実施した場合に算定する。
6.　診療に当たっては、骨量測定、骨代謝マーカー、脊椎エックス線写真等による必要な評価を行うこと。

[施設基準]
1.　骨粗鬆症の診療を行うにつき十分な体制が整備されていること。
2.　当該体制において、骨粗鬆症の診療を担当する医師、看護師及び薬剤師が適切に配置されていること。なお、薬剤師については、当該保険医療機関内に常勤の薬剤師が配置されていない場合に限り、地域の保険医療機関等と連携し、診療を行う体制が整備されていることで差し支えない。
3.　イの施設基準に係る病棟については、急性期一般入院基本料、地域一般入院基本料又は７対１入院基本料若しくは10対１入院基本料（特定機能病院入院基本料（一般病棟に限る。）又は専門病院入院基本料に限る。）に係る届出を行っている保険医療機関の病棟であること。
4.　ロの施設基準に係る病棟ついては、地域包括ケア病棟入院料、地域包括ケア病棟入院医療管理料又は回復期リハビリテーション病棟入院料に係る届出を行っている保険医療機関の病棟であること。

4

**図 2.** 令和４年診療報酬改定における大腿骨近位部骨折の診療

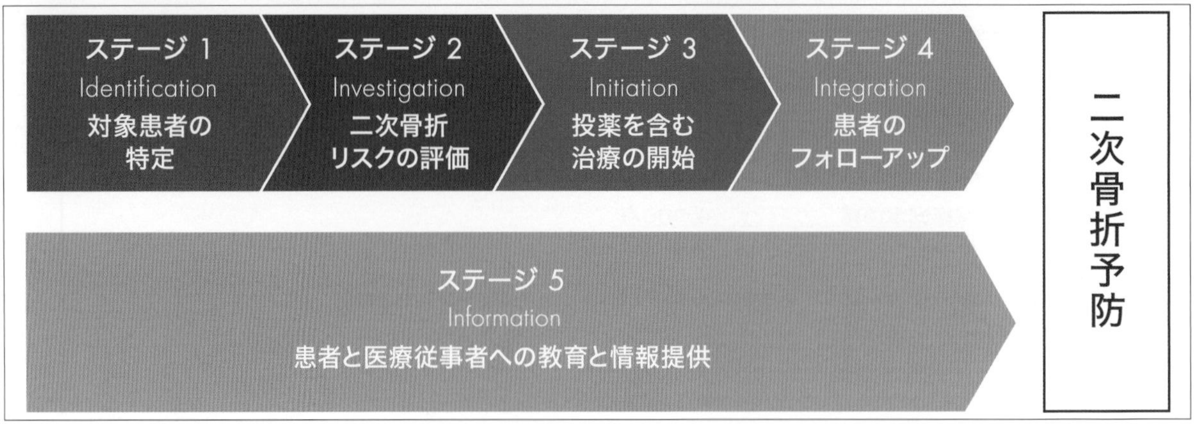

| ステージ 1 | ステージ 2 | ステージ 3 | ステージ 4 |
| --- | --- | --- | --- |
| Identification | Investigation | Initiation | Integration |
| 対象患者の特定 | 二次骨折リスクの評価 | 投薬を含む治療の開始 | 患者のフォローアップ |

ステージ 5
Information
患者と医療従事者への教育と情報提供

二次骨折予防

図 3. FLS クリニカルスタンダード

骨近位部骨折の診療に新たな評価が新設されたことは整形外科医にとってベストプラクティスに向けた大きな前進となった．早期の手術対応と二次性骨折予防に加算が設定されたことによって多くの病院がその診療体制を構築し始めている．日本における大腿骨近位部骨折のベストプラクティスが医療政策の変化によって実現しつつある．今後はさらに機能回復と転倒予防の視点から，大腿骨近位部骨折患者に対するリハビリテーションの充実が期待される．

## 文　献

1) 日本整形外科学会・日本骨折治療学会大腿骨頚部／転子部骨折診療ガイドライン策定委員会：大腿骨頚部／転子部骨折診療ガイドライン 2021（改訂第 3 版），南江堂，2021.

2) 日本整形外科学会骨粗鬆症委員会：大腿骨近位部骨折全国調査結果 2019 年発生例調査結果，2019.

3) 日本整形外科学会症例レジストリー（JOANR）トップページ．
〔https://www.joanr.org/〕

4) Abrahamsen B, et al：Excess mortality following hip fracture：a systematic epidemiological review. *Osteoporos Int*, **20**(10)：1633-1650, 2009.

5) Muraki S, et al：Factors associated with mortality following hip fracture in Japan. *J Bone Miner Metab*, **24**(2)：100-104, 2006.

6) Sakamoto K, et al：Report on the Japanese Orthpaedic Association's 3-year project observing hip fractures at fixed-point hospitals. *J Ortho Sci*, **11**(2)：127-134, 2006.

7) Fukui N, et al：Predictors for ambulatory ability and the change in ADL after hip fracture in patients with different levels of mobility before injury：a 1-year prospective cohort study. *J Orthop Trauma*, **26**(3)：163-171, 2012.

8) Sabharwal S, Wilson H：Orthogeriatrics in the management of frail older patients with a fragility fracture. *Osteoporos Int*, **26**(10)：2387-2399, 2015.

9) Cheryl K Z, et al：Learning From England's Best Practice Tariff：Process Measure Pay-for-Performance Can Improve Hip Fracture Outcomes. *Ann Surg*, **275**(3)：506-514, 2022.

10) Riemen AHK, et al：The multidisciplinary management of hip fracture in older patients. *Orthop Trauma*, **30**(2)：117-122, 2016.

11) Gardner MM, et al：Exercise in preventing falls and fall related injuries in older people：a review of randomised controlled trials. *Br J Sports Med*, **34**(1)：7-17, 2000.

12) Oldmeadow LB, et al：No rest for the wounded：early ambulation after hip surgery accelerates recovery. *ANZ J Surg*, **76**(7)：607-611, 2006.

13) Sylliaas H, et al：Progressive strength training in older patients after hip fracture：a randomaised controlled trial. *Age Ageing*, **40**(2)：221-227, 2011.

14) 日本リハビリテーション栄養学会編：大腿骨近位部骨折におけるリハビリテーション栄養診療ガイドライン　2018. 医歯薬出版，2018.

15) 山本智章：Fracture liaison service（FLS）クリニカルスタンダードの概要．整・災外，**62**(13)：1609-1612，2019.

16) Liddicoat M, et al：Adding a subsidiary sprint audit dataset to a continuous national clinical audit-lessons from the National Hip Fracture Database. *Future Healthc J*, **6**(suppl 1)：110, 2019.

MB Med Reha **No.283**：**25-31**, 2023

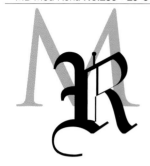

特集／骨脆弱性とリハビリテーション診療
―脆弱性骨折からがんの転移まで―

# 下肢脆弱性骨折に対する早期荷重

野坂光司*¹　本郷道生*²　齊藤英知*³　白幡毅士*⁴
木島泰明*⁵　土江博幸*⁶　宮腰尚久*⁷　粕川雄司*⁸
斉藤公男*⁹　渡邉基起*¹⁰

Abstract　超高齢化社会の到来により，骨粗鬆症高齢者の下肢脆弱性骨折は増加の一途である．骨強度が著しく低下した下肢脆弱性骨折に対して強固な固定が得られなかった場合，運動機能が低下した高齢者では部分荷重が困難なことが多く，長期免荷が必要な場合は，車椅子生活を余儀なくされる．また関節周囲に骨折をきたしやすく，関節拘縮，変形治癒，疼痛の残存を起こしやすい．さらに老人性皮膚萎縮のため術後の皮膚障害も起こりやすいため，局所の安静を必要とすることも多い．内固定（プレートや髄内釘）での強固な固定が困難な重症骨粗鬆症症例では，固定力の強く，低侵襲かつ早期荷重が可能な，リング型創外固定の使用も，選択肢のひとつとなる．

Key words　リング型創外固定（circular external fixator），荷重（weight bearing），骨粗鬆症（osteoporosis）

## はじめに

我が国は，急速な勢いで超高齢化社会へと突入し，運動器の虚弱した高齢者が増加している．それに伴い重症骨粗鬆症高齢者の骨折も増加の一途である．高齢者の多くは，運動能力が低下しており，免荷歩行や部分荷重が困難であるため¹⁾²⁾，独居老人の場合は術後早期には自宅生活が続けられなくなることもある．免荷は廃用症候群を進め，入院安静はせん妄や認知症を誘発することにもつながる．

秋田県は，高齢化率全国第1位であり，骨粗鬆症性下肢脆弱性骨折治療には長きにわたり苦労してきた．高齢者はもともと皮膚が脆弱であり，プレートによる内固定では皮膚障害が見られたり，荷重開始時期の遅れから，もともとの歩行能力獲得が困難になることもある³⁾．こうした中で，固定力が強く，軟部組織に低侵襲で早期荷重が可能とされるリング型創外固定に着目し，秋田イリザロフ法グループ（Akita Ilizarov Method Group）を立ち上げ，全県的に高齢者下肢脆弱性骨折治療にリング型創外固定を使用し，早期荷重，早期退

*¹ Koji NOZAKA，〒 0110-8543 秋田県秋田市本道1丁目1-1　秋田大学大学院医学系研究科医学専攻機能展開医学系整形外科学講座，講師
*² Michio HONGO，同，准教授
*³ Hidetomo SAITO，同，助教
*⁴ Tsuyoshi SHIRAHATA，同，助教
*⁵ Hiroaki KIJIMA，同，助教
*⁶ Hiroyuki TSUCHIE，同，助教
*⁷ Naohisa MIYAKOSHI，同，教授
*⁸ Yuji KASUKAWA，同大学附属病院リハビリテーション科，准教授
*⁹ Kimio SAITO，同，医員
*¹⁰ Motoyuki WATANABE，同，理学療法士

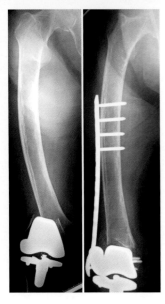

図 1.
高齢者人工膝関節周囲骨折
　a：受傷時 X 線
　b：プレート固定術後 2
　　か月 X 線　骨折部の再
　　転位を認める

院を進める試みや，リング型創外固定による治療
の臨床研究を行ってきた[1)～10)]．これまで，高齢者
の足関節周囲骨折，人工膝関節周囲骨折ともに，
リング型創外固定では内固定に比べ早期荷重が可
能で，入院期間が有意に短縮していたという結果
を得ている[1)～4)]．

## 下肢脆弱性骨折における内固定（プレート，髄内釘）後のリハビリテーション

### 1．関節外骨折

　術後，足趾の自動運動はただちに開始する．こ
れは下肢の深部静脈血栓症予防に重要である．ま
た，骨折部近傍の筋力増強訓練も早期に開始す
る．骨折部近傍関節の他動または自動訓練の開始
時期は，骨折部の固定性にもよるが，可及的早期
（術直後～術後 2 週くらい）から開始することが望
ましい．荷重については，免荷期間は 2～4 週で，
その後，徐々に荷重負荷を許可し，6～8 週で全荷
重とする．健側の関節痛を有する症例や，運動機
能が低下している症例では，松葉杖による部分荷
重を上手に行えないことも多く，画像上，骨折部
に十分な仮骨形成を確認してから荷重を許可する．

### 2．関節内骨折

　足趾の自動運動と骨折部近傍の筋力増強訓練に
ついては，関節外骨折同様，早期に開始する．骨
折部の関節の他動または自動訓練の開始時期は骨
折部の固定性にもよるが，可及的早期（術後 2 週く

らい）から開始することが望ましい．荷重につい
ては，免荷期間は 4～6 週間で，その後，徐々に荷
重負荷を許可し，8～12 週で全荷重とする報告や，
術後 4 週より免荷装具歩行，8～10 週より部分荷
重を開始し，10～12 週で全荷重と，慎重に後療法
を行うとする報告が多い．骨粗鬆症高齢者の関節
内骨折は，その骨脆弱性のため，関節機能の障害
をきたしやすく，慎重な後療法を要することが多
い．高齢者は運動機能の低下により，部分荷重が
うまくできないことがほとんどであるため，免荷
が指示された場合，行われるリハビリテーション
はわずかな時間の可動域訓練と筋力訓練のみで，
基本的には病院ベッド上での生活の強制につなが
ることが多く，その場合は画像上，骨折部に十分
な仮骨形成を確認できるまで長期にわたり荷重を
許可できない．骨折部安定のために行う長期免荷
が，結果として廃用症候群を進行させる例も少な
くない．だからといって仮骨形成不良の状態で，
無理に荷重を進めた場合，容易に内固定材料の破
損や骨折部の転位を招くため，その判断が難しい
（図 1-a，b）．

## リング型創外固定とは

　骨折部周囲に設置するリングから，径 1.8 mm
の貫通ワイヤーで多方向から骨折部を固定する方
法である（図 2-a～c）．多数の貫通ワイヤーによ
り，骨折部を『面』で支えることが可能となるリン
グ型創外固定は，皮質骨に十分な強度のない骨粗
鬆症骨における骨折治療に有用であり，骨粗鬆症
骨の関節周囲骨折を含む固定力において，プレー
トより多数の貫通ワイヤーの方が，より強度が強
く，早期可動域訓練，早期荷重可能と報告されて
いる．また，骨粗鬆症関節内骨折におけるリング
型創外固定器の破断強度は，内固定より大きい．
高齢者骨粗鬆症性骨折に対するリング型創外固定
は，歩行時に介助や歩行器を要する症例もある
が，多くの症例で術直後より荷重歩行が可能であ
る．手術直後から荷重を許可でき，離床を積極的
に促せることは，高齢者にとって，誤嚥性肺炎予

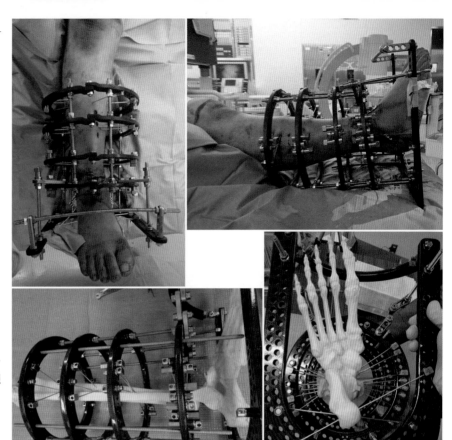

図 2.
高齢者足関節周囲骨折に対する リング型創外固定の外観 フォトと模擬骨
　a：実際の正面像
　b：実際の側面像
　c：模擬骨の側面からの像
　d：模擬骨の底側からの像

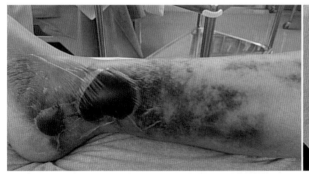

a．ピロン骨折受傷後　　　　　　　　　　　　　b．関節果部骨折受傷後

図 3. 高齢者下腿脆弱性骨折における軟部水疱形成

防や深部静脈血栓症予防, 精神衛生, さらには認知症予防の点からもよい[1]~[4].

## 脆弱性骨折におけるリング型創外固定

　膝関節より遠位の高齢者の骨折の特徴は, ① 骨脆弱性のため強固な固定が困難で長期にわたる免荷期間が必要. ② 関節周辺に骨折を起こしやすく, 骨癒合後の関節拘縮, 変形治癒, 疼痛の原因になりやすい. ③ 老人性皮膚萎縮のため, 真皮の伸展性に乏しく, 捻挫による受傷など, 低エネルギー外傷でも, 水疱形成を起こすことが多く, 厚く大きな内固定材料では, 外傷に伴う腫脹が, 創感染など皮膚組織の二次的障害をきたしやすい (図 3-a, b). ④ もともと全身の予備能が低下し

ていることが多く，骨折による疼痛のため食欲低下，臥床による誤嚥（性肺炎），骨折部からの出血による貧血など，全身状態の悪化をきたしやすい．従来，骨粗鬆症患者の骨折は，骨粗鬆症のない骨折に比し，骨癒合の遷延化はないとされていたが，粉砕が高度であったり，手術的に固定する際に固定力が得られにくかったりすることは，整形外科医であれば臨床上しばしば経験し，それゆえに偽関節，変形治癒，内固定材料の折損を生じ，再手術が必要なことも少なくない．秋田県の拠点病院である秋田大学医学部附属病院整形外科病棟には，常に重度四肢外傷，感染性偽関節，変形性関節症の関節内骨切りの患者をはじめとした多くのイリザロフ創外固定装着患者が入院している．全イリザロフ創外固定患者に対して，医師，看護師，理学療法士，メディカルソーシャルワーカーが連携し，手術直後から全荷重歩行訓練，入院早期からの自己洗浄手技の習得のための指導，アドバイスをし，退院後の生活を想定した準備を積極的に進めている．こうして，イリザロフ創外固定を装着したまま退院していく流れが，多くの症例を経験することから蓄積されているため，始めはイリザロフ創外固定を積極的に受容できない患者も，先輩のイリザロフ患者を見倣って入院生活を送るうちに徐々に受容するようになり，自分よりも新人イリザロフ患者が入院すれば，様々なアドバイスをするようになる．

## リング型創外固定における早期荷重

　荷重の欠如による骨組織への影響については，マウスの尾部を懸垂し後肢を非荷重にするとわずか1週で，脛骨海綿骨量は約50%に減少するという報告がある．骨質劣化型骨粗鬆症に対する荷重も重要であり，不動や非荷重後に運動や再荷重しても，骨量が回復するには不動期間の少なくとも2倍以上の期間が必要となる．不動が長期間に及ぶと，海綿骨の骨梁が穿孔し，運動を再開しても決して元の骨量レベルまでは回復しないとされている．また，骨折治癒には骨アライメントの正常

化や骨折部の固定性，局所の血流が重要であるが，免荷は下肢の血流量速度を減らすことも示されている．筋組織への影響についても，高齢者では2週間の床上安静で下肢の筋肉が2割も萎縮する．また高齢者は運動機能が低下しているため，松葉杖による免荷歩行も上手に行えない症例も多く，免荷を指示した場合，行われるリハビリテーションはわずかな時間の可動域訓練と筋力訓練のみで，基本的には病院ベッド上での生活の強制につながることが多い．これに対し，リング型創外固定はその特徴的な固定法により術直後から全荷重が可能である．イリザロフ創外固定は皮質骨に十分な強度のない骨粗鬆症骨における骨折治療に有用であり，また骨粗鬆症骨の関節近傍骨折を含む固定力について，プレートより多数の貫通ワイヤーの方が，より強度が強く，早期可動域訓練，早期荷重可能という報告もある．さらに，脆弱性骨折におけるリング型創外固定器の破断強度は，片側プレートより大きいとする報告もある．

## 足関節周囲骨折

　脆弱性骨折の中でも，最もリング型創外固定の威力を発揮できる骨折である[1)2)5)7)]．近年増加傾向にある低エネルギー外傷による高齢者の脆弱性骨折は，MATILDA法[1)]（Multidirectional Ankle Traction using Ilizarov external fixator with Long rod and Distraction Arthroplasty in Pilon fracture，リング型創外固定を利用した多方向への靱帯性牽引により，皮膚切開を置かずに閉鎖的な整復固定法）により，骨折部周辺の軟部組織の剥離操作をせずに整復固定が可能なため，骨折部周囲の血流阻害を極力避け，骨癒合に有利に働く可能性がある．また，脛骨天蓋面と距骨の関節裂隙がX線（透視）で約5.8 mm保たれていれば，全荷重時も脛骨天蓋面と距骨は接触しないとされており，関節内骨折でも，足関節に牽引をかけた状態で固定することにより，整復骨片を矯正損失することなく，手術直後からの全荷重歩行を積極的に進めることができる．ただし，踵骨ワイヤーが

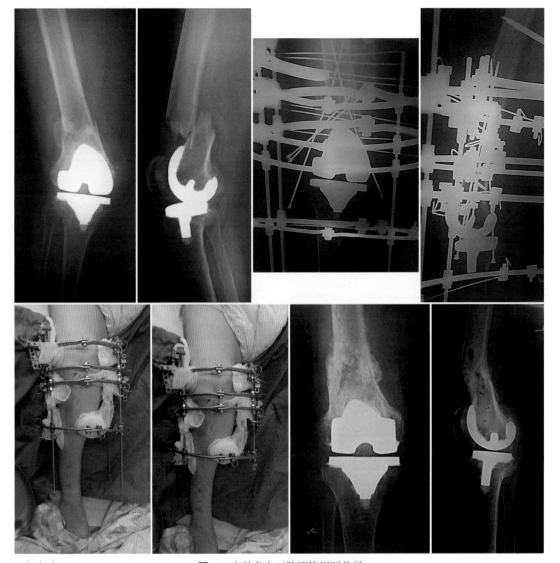

| a | b | c | d |
|---|---|---|---|
| e | f | g | h |

**図 4.** 高齢者人工膝関節周囲骨折

a，b：受傷時 X 線

c，d：術直後 X 線

e：術直後外観フォト：脛骨リングを牽引し，ロングロッドを用いて閉鎖的に骨折
　　部を整復しているので，皮膚切開はない

f：術直後外観フォト：ロングロッド切除後．術直後から立位歩行訓練を行う．脛
　　骨リングは 2 週で除去し，膝関節可動域訓練を行う．

刺入された状態での裸足での歩行は，踵骨刺入部の皮膚の微小な動きが刺激となり，疼痛が生じるため，後足部（踵部）から前・中足部に荷重面をシフトさせるように踵骨部を高めにした，オーダーメイドの足底装具を着用し歩行する（**図 4**）．

## 膝関節周囲骨折（含プラトー骨折）

膝関節周囲骨折では，足関節周囲骨折ほどでは

ないが，靱帯性牽引により閉鎖的に骨折部の整復が可能である[3)8)9)]．また，高度な骨粗鬆症骨の場合は術後 2〜4 週間，靱帯性牽引で使用した関節を架橋した大腿骨遠位リングをそのまま一時的に固定することにより，関節内骨折でも術翌日から全荷重可能である．これにより，廃用を予防できるだけでなく，骨粗鬆症高齢者の骨萎縮を予防できる大きな利点がある．この膝関節を架橋した固定

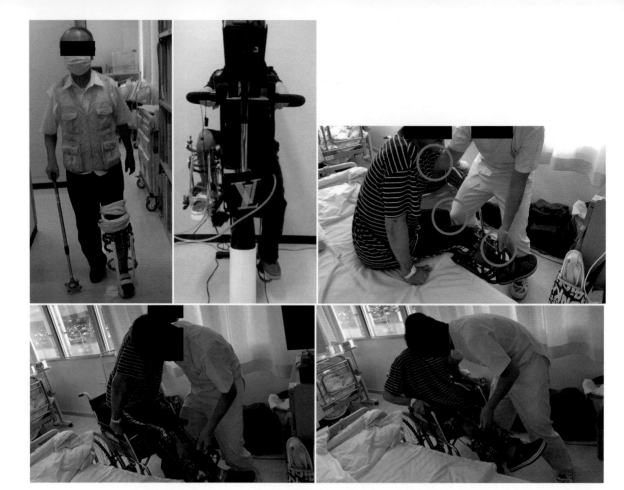

図 5.

a：リング型創外固定を装着して外来通院
b：リング型創外固定を装着してバイクトレーニング
c：ベッドから車いすへの移乗．丸の三点で支持する．直接，患肢を持ち上げず，
　創外固定のフレームを持つ．
d：患者の動きやすいタイミングに合わせて介助する．
e：勢いをつけての移乗動作をしないようにする．

を行う2〜4週は膝関節の可動域訓練は不能だが，積極的に立位訓練，歩行訓練を行い，骨にメカニカルストレスを加え，骨形成を促進させる．関節可動域訓練は，関節を架橋した固定リングを除去した後，速やかに開始する．

## インプラント周囲骨折（人工関節周囲骨折）

高齢化社会の特徴として，大腿骨近位部骨折に対する人工骨頭置換術や骨接合術の増加および変形性関節症に対する人工関節置換術の増加が挙げられる．これらのインプラント周囲に発生する骨折は，人工骨頭置換術や人工関節置換術を受けて長期間が経ち人工関節がゆるんだ患者さんにも多く発生するため治療が難しい．また内科的合併症による手術リスクのため，侵襲の大きな再置換術や内固定による骨接合術が困難なケースも少なくない．イリザロフ創外固定による骨接合術は，precutaneous osteosynthesis と言われ，骨組織に対して，大きな皮膚切開を行うことなく（図4-a〜h），極めて低侵襲かつ強力な固定力を持った骨接合が可能であるため，高齢者のインプラント周囲骨折でも早期リハビリテーションおよび低侵襲性の両面から優位性を持つ[3)10)]．

## おわりに

　リング型創外固定は，正しい手術手技が大事なことは言うまでもなく，内固定以上に手術終了後のピン刺入部のケアや，かさばるリングをつけての歩行やバイクトレーニング，車いすへの移乗など，独特なリハビリテーションの工夫を必要とする（**図5-a〜e**）．手術直後から，看護スタッフによる自宅でのピン刺入部の管理などを教育することが非常に大切であり，患者自身に，自宅生活をイメージしながら入院生活をしてもらう工夫が必要であり，内固定とは異なる特殊性である．また，理学療法士や義肢装具士による歩行時痛の少ない装具調整や，自宅生活指導，メディカルソーシャルワーカーの協力など，リング型創外固定装着での日常生活を少しでも快適に自活できるようにするチーム医療が重要となってくる．高齢者下肢脆弱性骨折では低侵襲手術と早期全荷重が重要となってくる．そうした流れの中で，リング型創外固定は，運動機能と骨強度が著しく低下し，やっと歩いているような高齢者の下肢脆弱性骨折治療において『寝たきりにさせない』ためのひとつの重要な選択肢となってくる[1)3)4)]．

## 文　献

1) Nozaka K, et al：Effectiveness of Ilizarov external fixation in elderly patients with pilon fractures. *J Orthop Sci*, **26**(2)：254-260, 2021.
　Summary 高齢者足関節周囲骨折において，リング型創外固定はプレート固定に比べ，早期荷重が可能で，入院期間が短く，術後創部軟部トラブルが有意に減少していた．

2) Nozaka K, et al：Advantages of Ilizarov external fixation in an elderly patient with pilon fracture with severe soft tissue injury and severe osteo-porosis：A Case Report. *Open J Orthop*, **9**(1)：14-22, 2019.

3) Nozaka K, et al：Effectiveness of circular external fixator in periprosthetic fractures around the knee. *BMC Musculoskelet Disord*, **21**(1)：317, 2020.
　Summary 人工膝関節周囲骨折において，リング型創外固定は手術侵襲が小さく，早期荷重が可能で，術後2年までにワイヤーからの深部感染は認めなかった．

4) Nozaka K, et al：Effectiveness of distal tibial osteotomy with distraction arthroplasty in varus ankle osteoarthritis. *BMC Musculoskelet Disord*, **21**(1)：31, 2020.

5) Nozaka K, et al：Simultaneous Total Knee Arthroplasty and Ankle Arthrodesis for Charcot Neuroarthropathy. *Case Rep Orthop*, **2019**：1-8, 2019.

6) Nozaka K, et al：Combined Use of Taylor Spatial Frame and Wake-up Test for Acute Correction of Idiopathic External Torsion of the Tibia：A Case Report. *J Orthop Case Rep*, **10**(3)：10-14, 2020.

7) Nozaka K, et al：Successful treatment of non-union with an Ilizarov ring fixator after ankle fracture for Charcot arthropathy：a case report. *BMC Res Notes*, **7**：503, 2014.

8) Nozaka K, et al：Pathological fracture of the femur in Alagille syndrome that was treated with low-intensity pulsed ultrasound stimulation and an Ilizarov ring fixator：a case report. *BMC Musculoskelet Disord*, **15**：225, 2014.

9) 野坂光司ほか：高齢者脛骨プラトー骨折における内固定とIlizarov創外固定の治療成績の比較・検討．別冊整形外科，**30**(60)：181-185，2011.

10) Nozaka K, et al：Ilizarov external fixation for a periprosthetic tibial fracture in severe osteoporosis：a case report. *BMC Musculoskelet Disord*, **21**(1)：145, 2020.
　Summary 人工膝関節周囲骨折において脛骨側の骨折は治療に難渋するが，リング型創外固定は低侵襲で固定力も強く，早期荷重が可能であった．

MB Med Reha No.283：32–39, 2023

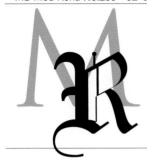

特集／骨脆弱性とリハビリテーション診療
―脆弱性骨折からがんの転移まで―

# 上肢脆弱性骨折の治療とリハビリテーション診療
## ―橈骨遠位端骨折を中心に―

射場浩介*

Abstract　橈骨遠位端骨折に対する保存療法では，外固定期間中の浮腫への対応，MP や IP 関節可動域の維持，伸筋腱と屈筋腱の癒着防止目的に可及的早期からリハビリテーションを開始する．また，外固定中の肩関節や肘関節の拘縮や周囲の筋萎縮予防のため，治療早期から上肢全体のリハビリテーションについても注意を払う．手術療法では掌側ロッキングプレート（VLP）を用いた強固な内固定術が有効な手術治療法として広く行われている．術後リハビリテーションは早期運動療法が推奨されている．一方，VLP は強い内固定力を有するが，骨癒合過程は保存療法と同様であり，負荷運動は骨癒合状態をみながら慎重に開始する．三角線維軟骨複合体や手根骨間靱帯など合併損傷についてリハビリテーション開始前の評価が重要である．上肢脆弱性骨折後患者では，2次骨折予防を念頭に置いた薬物治療や全身のリハビリテーションについても留意する必要がある．

Key words　橈骨遠位端骨折（distal radial fracture），骨粗鬆症（osteoporosis），保存療法（conservative treatment），掌側ロッキングプレート（volar locking plate），リハビリテーション（rehabilitation）

## はじめに

　橈骨遠位端骨折や上腕骨近位端骨折は，大腿骨近位部骨折や椎体骨折とともに，骨粗鬆症を原因とする代表的な脆弱性骨折である．上肢の脆弱性骨折は大腿骨近位部や椎体と異なり，生存率を低下させる直接の危険因子とはならない．しかし，上肢脆弱性骨折後の機能低下は高齢者の日常生活動作（activities of daily living；ADL）や生活の質（quality of life；QOL）を悪化させるため，骨折治療とリハビリテーションは機能を維持する上で重要と考える．また，大腿骨近位部骨折は基本的に全例が手術対象であることや，椎体骨折は一部の症例を除き，初回は保存療法が中心となる．一方，橈骨遠位端骨折や上腕骨近位端骨折では，保存療法と手術療法の選択や，ギプスや装具固定，種々の手術法など，治療方法にいくつもの選択肢があ

ることが特徴と考える．そのため，病態や骨折型に合わせて適切な骨折治療方法やリハビリテーションプログラムを計画することが必要となる．また，上肢脆弱性骨折後においても，すべての部位における脆弱性骨折発生率が上昇することが明らかとなっており，2次骨折予防への早期対応が必要となる．

　本稿では橈骨遠位端骨折を中心に上肢脆弱性骨折の治療とリハビリテーションについて概説する．

## 橈骨遠位端骨折の治療

### 1．疫　学

　橈骨遠位端骨折は，米国や英国と同様に本邦において最も発生頻度の高い四肢の脆弱性骨折である．その発生率は40〜50歳にかけて急に上昇し，70歳頃まで増加を続ける．その後は増加を認めず，一定の発生率を維持する．椎体骨折が70〜75

* Kousuke IBA，〒060-8543 北海道札幌市中央区一条西16丁目　札幌医科大学運動器抗加齢医学，特任教授

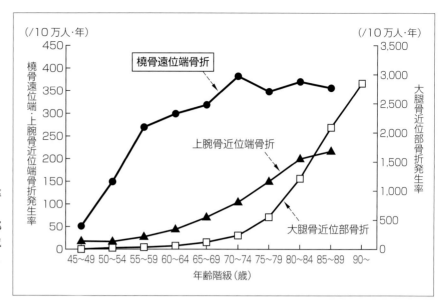

**図 1.**
骨粗鬆症性骨折の部位別発生率（女性）
橈骨遠位端骨折の発生率は他部位と異なり，活動性の高い 50 歳台から増加する．（文献 1 と 3 より改変）

**表 1.** 初回骨折部位別の 2 次性骨折リスク

初回の橈骨遠位端骨折や上腕骨近位端骨折は，大腿骨近位部を含むすべての部位の 2 次性骨折の発生リスクを上げる．

| 再骨折 | 骨折部位 | | | | |
|---|---|---|---|---|---|
| | 大腿骨近位部 | 橈骨遠位端 | 上腕骨近位端 | 足関節 | 全部位 |
| 大腿骨近位部 | 9.79(9.07～10.55) | 3.22 (2.81～3.66) | 5.76 (4.94～6.68) | 1.30(0.95～1.82) | 6.55(6.17～6.94) |
| 橈骨遠位端 | 3.96(3.59～4.36) | 4.63 (4.22～5.06) | 4.42 (3.83～5.08) | 2.03(1.62～2.51) | 4.04(3.79～4.29) |
| 上腕骨近位端 | 6.50(5.72～7.38) | 4.08 (3.46～4.79) | 7.91 (6.59～9.42) | 1.96(1.32～2.81) | 5.23(4.77～5.72) |
| 足関節 | 1.74(1.34～2.18) | 2.23 (1.81～2.74) | 2.20 (1.57～2.99) | 4.53(3.57～5.66) | 2.41(2.12～2.72) |
| 全部位 | 5.76(5.32～6.17) | 3.98 (3.52～4.42) | 4.87 (4.27～5.47) | 2.24(1.89～2.59) | 3.89(3.73～4.04) |

（文献 5 より一部改変）

歳で，大腿骨近位部骨折が 75～80 歳で急激に発生率が増加することと比較して特徴的である[1)～3)]（**図 1**）．また，閉経後骨粗鬆症患者の初発骨折部位として最も発生頻度が高いこと[4)]や，すべての部位の脆弱性骨折発生率が 3～4 倍に増加すること[5)]が報告されている（**表 1**）．そのため，橈骨遠位端骨折の治療にあたる整形外科医は，適切な骨折治療を行うとともに，2 次骨折予防のための骨粗鬆症の評価と治療に留意する必要がある．

**2．保存療法**

安定型の骨折は保存療法の対象となるが，明確な判定基準はない．そのため，骨折部の徒手整復

が可能であり，整復後の外固定で明らかな転位を生じないものが安定型骨折として保存療法の対象となる[6)]．骨折整復後の固定肢位は手関節中間位あるいは軽度掌屈位で尺屈位が一般的であるが，背屈位固定を推奨する報告も認める[7)]．一方，以前に行われていた手関節最大掌屈・尺屈，前腕最大回内の Cotton-Loder 肢位は，中手指節（MP）関節の伸展拘縮や手根管症候群，複合性局所疼痛症候群（CRPS）を誘発する危険があり，現在は禁忌とされている．固定範囲は肘関節を含める上腕ギプス固定を推奨する報告と前腕ギプスでよいとする報告があり，一定した見解はない．手関節伸筋

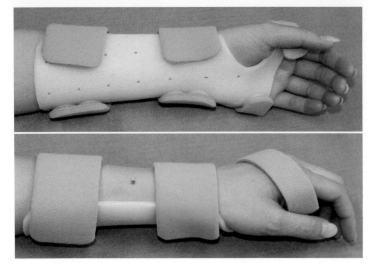

図 2.
カックアップスプリント(掌側型)

群が上腕骨外側上顆から起始していることや腕橈骨筋が橈骨茎状突起部に停止することより，筆者らは肘関節からの固定を行っている．徒手整復後に sugar tongs 型ギプスシーネで肘関節後方から前腕および手部の掌背側面を包むように固定する．整復後 1 週間で，腫脹の軽減と骨折部に再転位がないことを確認してから上腕ギプス包帯固定に変更する．その際には，側面で上腕骨顆部を包むようにして，前面は前腕近位部まで切除し，後面は肘頭部を覆う程度に短くする．これにより，前腕回旋運動を制限しながら，ある程度の肘関節屈曲伸展運動が可能となる．整復後 2～3 週の間で前腕ギプス包帯固定に巻きかえる．いずれの固定においても MP 関節の自動屈曲が障害されないようにする．保存療法で必要なギプス固定期間は4～5 週間と考える．その後は骨折部の保護目的にカックアップスプリント(**図 2**)を作製し，骨癒合が得られる整復後 8 週間を目安に装着する．骨脆弱性を認める骨粗鬆症患者では，骨折部の再転位を特に注意する．外固定期間中の慎重な経過観察と，骨折部の転位を認めた場合には手術治療について適切な判断が必要となる．

### 3．手術治療

#### 1）術式選択

手術方法として主なものに経皮鋼線固定，創外固定，プレートや髄内釘による内固定などがある．現在は，骨折部の強固な内固定が可能である掌側ロッキングプレート法(volar locking plate；

VLP)が有効な手術治療法として推奨されている[8]．

これまでの関連病院との多施設研究では(2010年 1 月～2012 年 12 月の 3 年間)，橈骨遠位端骨折で手術を実施した 241 例の術式はプレートを用いた内固定が 84% を占め，髄内釘固定が 14%，経皮的鋼線固定はわずか 2% であった．一方，同一施設で 10 年前(2000 年 4 月～2003 年 3 月の 3 年間)に行った調査結果では，経皮的鋼線固定法が 92% を占め，プレート固定は 2% のみであった[9]．このような術式の大きな変更に伴い，現在は強固な内固定法が橈骨遠位端骨折手術の主流となっている．

#### 2）掌側ロッキングプレート(VLP)を用いた内固定手術

VLP を用いた手術により，強固な内固定に基づいた術後外固定期間の短縮と，良好な術後成績の獲得が可能となった．そのため，これまで保存治療を選択してきた症例に対しても，適応を拡大して積極的に手術治療を行う傾向を認める．Jupiterら[10]は 60 歳以上の橈骨遠位端骨折に対して保存的加療を行うも骨片の再転位を認めた症例において，VLP による固定を施行した．術後 38 か月における患者立脚評価の Patient Rated Wrist Evaluation スコアは，90% の患者で excellent または good であったとしている．

筆者らは新鮮凍結屍体を用いた橈骨遠位端関節内骨折モデルに対するバイオメカニクス研究で，VLP 固定における橈骨茎状突起へのスクリュー

挿入の有用性について検討を行った．その結果，橈骨茎状突起へスクリューを挿入することにより，同部位の骨片固定性が増強するだけではなく，橈骨遠位端骨折部全体の安定性を有意に増強することが明らかとなった[11]．このことは，骨脆弱性を有する骨粗鬆症患者の橈骨遠位端骨折に対してVLP固定手術を行う場合には，橈骨茎状突起へのスクリュー固定が術後の骨折部再転位を防止する上で有用であることを支持している．

### 4．高齢者における橈骨遠位端骨折治療

高齢者では橈骨遠位端骨折治療後の画像所見や外観上の変形が，主観的評価に相関しないことが指摘されている[12]．さらに，高齢者では手関節の機能的要求が低いため，X線所見でvolar tiltは−10°〜−15°以上，ulnar varianceは+3〜5 mm以下，radial inclinationは15°以上[13]，関節面のstep offは2 mm以下，gapは2 mm以下[14]で機能障害を認めないことが報告されている．また，保存療法と手術療法の治療成績について，患者立脚評価を用いて比較検討した研究では，最終評価で有意差を認めなかったことが報告されている[15]．橈骨遠位端骨折診療ガイドライン2017では「手術の有用性については一定の見解を得ていない」とした上で，高齢者でも活動性が高く，患肢の使用を要する患者では身体的・社会的背景を考慮して手術を選択してもよいとしている[8]．橈骨遠位端骨折を受傷した骨粗鬆症患者の大部分が高齢者であることを考慮すると，骨脆弱性を認める骨折部の強固な内固定のみを目標とするのではなく，個々の症例に合わせた手術適応や治療目標について慎重な検討が必要であると考える．

## リハビリテーション

### 1．保存療法とリハビリテーション

高齢患者では，外固定により生じた関節拘縮や筋力低下がADL障害の大きな要因となる．そのため，固定期間中は浮腫への対応，MP関節や指節間(IP)関節可動域の維持，伸筋腱と屈筋腱の癒着防止目的に可及的早期からリハビリテーションを開始する[16][17]．具体的には，患肢挙上，手指の屈曲伸展や内転・外転の自動運動，母指対立運動と，テープや弾性包帯を用いた圧迫などを早期から開始する．また，外固定中は肩関節や肘関節の拘縮や周囲の筋萎縮が生じる．そのため，治療早期から上肢全体のリハビリテーションについても注意を払うことでADLの障害を最小限とする必要がある．スプリント固定に変更してからは手関節の自動可動域訓練を開始する．8週を過ぎて骨癒合の完成をX線像で確認してからスプリントを除去して，他動運動の開始と，疼痛が許容できる範囲で段階的に重負荷を許可する．また，保存療法では長期間の関節固定のため，筋肉の正常な随意共同運動パターンが上手にできないことがある．そのため，ギプス固定中からの等尺性収縮運動による予防や，固定除去後から一定肢位の保持動作訓練や筋電バイオフィードバックによる筋再教育訓練が有効となる[16][17]．

### 2．手術療法とリハビリテーション

橈骨遠位端骨折に対するVLP固定術後のリハビリテーションは早期運動療法が推奨されている．骨脆弱性を認める骨粗鬆症患者においても，外固定をせずに術翌日より関節可動域訓練を開始して，良好な術後成績が報告されている[16][18]．一方，VLPは強い内固定力を有するが，骨癒合過程は保存療法と同様である．そのため，他動運動や負荷運動の開始時期は保存療法と同様に，骨癒合状態をみながら慎重に判定するべきである．

当院においても橈骨遠位端骨折に対するVLP固定術後のリハビリテーションとして，下記の内容で早期運動療法を行っている[18]．

術後翌日よりカックアップスプリントを作製して，リハビリテーションの時間を除き，2週間は終日装着する．術直後は腫脹や浮腫に対して手を肩の高さより挙上して，その肢位で手指や母指の積極的な自動運動を促す．特にMP関節は伸展拘縮が生じやすいため，自動屈曲運動を励行する．浮腫の程度が強い場合は，逆行性マッサージ，テープや弾性包帯を用いた圧迫包帯法を併用す

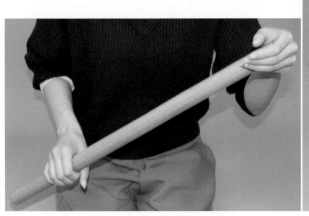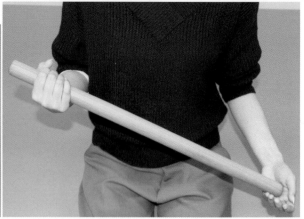

図 3. ローテンションバーを用いた前腕の他動運動
右前腕の回内運動(a)と回外運動(b)を行っている.  a | b

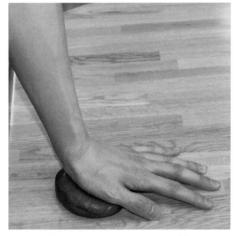

図 4. コンプレッション訓練
机上でセラプラストを潰す. あるいは,
手掌を机上につけて体重を負荷する.

る. また, 保存療法と同様に手指の屈曲・伸展, 母指対立, 手指の内転・外転運動を自動と他動で行い関節拘縮や腱癒着を予防する. プレート周囲や術創部では屈筋腱の癒着が生じやすく, 手指機能障害の原因となる. 筋腱の遠位方向への滑走は他動運動で可能であるが, 近位方向へ滑走させる方法は自動運動のみである. そのため, 手指や母指の運動訓練では腱滑走の促進を意識して, 他動運動と自動運動を併用したリハビリテーションを行っている. また, 患側上肢の使用低下と三角巾の装着により, 肘関節や肩関節の拘縮を生じるため, 早期から肘や肩関節の可動域訓練を行い, 疼痛がない程度の軽作業を許可している. 術後2～3

日より訓練時にカックアップスプリントを外し, 手関節と前腕の自動運動を徐々に開始する. 手関節の自動運動は掌背屈運動に加えて, ダーツローモーションを行う. 手関節伸展・橈屈位と屈曲・尺屈位を結ぶ動きで, 手根中央関節の単独運動である. 術後2週からは疼痛が出現しない範囲で, 自己他動運動や, リストラウンダーを用いた手関節運動を開始する. また, ローテンションバーを用いた前腕他動運動(図3)や握力訓練も徐々に開始する. 術後3週からはセラプラストをねじる作業やベロクロがついたキューブを剥がす作業により, 握力強化訓練と手関節や前腕の筋力強化訓練を開始する. スプリント固定は原則として, 術後2週から外出時と夜間のみの装着として, 術後4週で完全に除去する. 術後6週から自重を利用した他動可動域訓練を手関節の牽引をしながら開始する. 術後8週頃でX線所見にて骨癒合を確認後から手へ荷重を開始する. 初めは恐怖心を軽減することを目的にコンプレッション訓練を行っている(図4). ADL制限については, 術後翌日からスプリント装着下での食事動作など軽度のADLや500g程度の把持を許可する. 術後1週からは疼痛が出現しない範囲で, 段階的な家事動作を開始する. 骨癒合後はADLの制限なく, スポーツ復帰を許可する[18].

一方, 橈骨遠位端骨折では三角線維軟骨複合体(TFCC)や手根骨間靱帯など軟部組織損傷を合併している場合がある. これらの症例では, 術後早

期運動療法により軟部組織損傷部の修復過程が障害される可能性がある．そのため，リハビリテーション開始前には軟部組織損傷の評価が重要となる．さらに，術後の腱障害として，骨折部背側での長母指伸筋腱（EPL）断裂や，プレート遠位端部での長母指屈筋腱（FPL）や深指屈筋腱（FDP）の断裂などが挙げられる．運動訓練時にこれらの腱に沿った疼痛や腫脹を認める症例では特に注意が必要である．

橈骨遠位端骨折診療ガイドライン2017では，「固定中の手関節以外のリハビリテーションは拘縮予防に有用である」ことや，「患者へのリハビリテーションプログラムの指導は機能回復に有用である」ことが推奨内容として記載されている[8]．一方，現段階では，VLP固定術後の早期運動療法を強く推奨するエビデンスが乏しく，手関節や前腕の早期可動域訓練に否定的な報告[17]があることも留意する必要がある．

### 上肢脆弱性骨折後の骨粗鬆症治療

橈骨遠位端骨折や上腕骨近位端骨折を受傷した患者では，腰椎または股関節の骨密度が若年成人平均値（young adult mean；YAM）の80％未満の場合に骨粗鬆症の診断となり[19]，薬物治療を開始する．また，これまでの研究で橈骨遠位端骨折後患者の約90％が薬物治療の適応であることが報告されている[20]．以上より，上肢脆弱性骨折後患者では骨密度測定が必須と考える．一方，橈骨遠位端骨折後患者に対して，骨密度検査や薬物治療を行っている割合の低いことが問題として報告されている[20,21]．このことは，上肢脆弱性骨折患者に対する2次骨折予防の重要性への認識が不十分であることを示している．また，橈骨遠位端骨折後では，すべての部位で2次骨折発生リスクが上昇するため[5]，使用する骨粗鬆症治療薬はビスホスホネート，PTH製剤，デノスマブ，ロモソズマブなど骨折予防効果の高い薬物を選択する[19]．一方，本邦では，PTH製剤やロモソズマブは基本的に重症骨粗鬆症患者の治療に適用となる．重症骨

粗鬆症患者とは，腰椎骨密度がYAMの60％未満，既存椎体骨折の数が2個以上，既存椎体骨折の半定量評価法でグレード3のいずれかの条件を満たすものとしている[22]．そのため，上肢脆弱性骨折後の骨粗鬆症患者ではこれらの薬物治療の適応となる症例が少ないことに留意する必要がある．

また，骨粗鬆症患者に対する運動介入は，骨密度の上昇や脆弱性骨折を抑制する効果があることが示されている[19]．特に，背筋強化訓練や，筋力訓練・バランス訓練による転倒予防は脆弱性骨折の発生予防に有用であることが報告されている[19]．さらに，上肢脆弱性骨折後の患者では，すべての部位で脆弱性骨折の発生リスクが上昇していること明らかとなっている．以上より，上肢脆弱性骨折後患者のリハビリテーションでは，上肢機能の維持や改善のみを目標とするのではなく，2次骨折予防に留意し，全身の運動機能改善を念頭に置いた治療計画を立てる必要がある．

### おわりに

本稿では橈骨遠位端骨折に対する保存療法と手術療法，さらにそれぞれのリハビリテーションについて，筆者らの行っている治療内容を中心に上肢脆弱性骨折治療の観点から概説した．特に，骨粗鬆症を認める高齢の橈骨遠位端骨折患者の治療においては，個々の症例に合わせた手術適応や治療目標について慎重な検討が必要であると考える．一方，保存療法や手術療法におけるリハビリテーションについてエビデンスのある研究は少なく，今後の更なる研究が期待される．また，上肢脆弱性骨折後患者においても，上肢の機能改善のみを目的とするのではなく，2次骨折予防を念頭に置いた全身のリハビリテーションについても留意する必要があると考える．

### 文　献

1) Hagino H, et al：Changing incidence of hip, distal radius, and proximal humerus fractures in Tot-

tori Prefecture, Japan. *Bone*, **24**(3)： 265-270, 1999.

2) Fujiwara S, et al：Fracture prediction from bone mineral density in Japanese men and women. *J Bone Miner Res*, **18**(8)：1547-1553, 2003.

3) Hagino H, et al：Recent trends in the incidence and lifetime risk of hip fracture in Tottori, Japan. *Osteoporos Int*, **20**(4)：543-548, 2009.
Summary 文献1〜3は，疫学調査より本邦における代表的な骨粗鬆症性骨折の発生頻度を報告した代表的な論文．

4) Sontag A, Krege JH：First fractures among postmenopausal women with osteoporosis. *J Bone Miner Metab*, **28**(4)：485-488, 2010.
Summary 閉経後女性の初回骨折発生頻度を各部位別に調査した貴重な研究であり，橈骨遠位端骨折の重要性を示している．

5) Robinson CM, et al：Refractures in patients at least forty-five years old. a prospective analysis of twenty-two thousand and sixty patients. *J Bone Joint Surg Am*, **84**(9)：1528-1533, 2002.
Summary 部位に関係なく，初回の脆弱性骨折がすべての部位の2次骨折発生リスクを増加させることを示した非常に貴重な論文．

6) 佐々木 孝：橈骨遠位端骨折の治療―私が変えたこと・変えないこと 保存療法：骨折整復およびsugar tangs型ギプスシーネ固定. *MB Orthop*, **27**(1)：1-9, 2014.
Summary 橈骨遠位端骨折の徒手整復法，外固定法，後療法など保存療法についてわかりやすく解説されている．

7) Gupta A：The treatment of Colle's fracture. immobilization with the wrist dorsiflexed. *J Bone Joint Surg Br*, **73**(2)：312-315, 1991.
Summary 橈骨遠位端骨折整復後の外固定肢位を手関節背屈位で行い，良好な治療成績を報告している．

8) 日本整形外科学会，日本手外科学会：橈骨遠位端骨折診療ガイドライン2017改訂第2版. 日本整形外科学会診療ガイドライン委員会，橈骨遠位端骨折診療ガイドライン策定委員会，南江堂，2017.
Summary 日本整形外科学会と日本手外科学会が監修のもと作成された橈骨遠位端骨折の疫学，診断，治療などについてエビデンスに基づいた推奨度を示した診療ガイドライン．

9) 小笹泰宏ほか：重症骨粗鬆症患者の橈骨遠位端骨折治療のキーポイント. 関節外科，**38**(7)：24-30，2019.

10) Jupiter JB, et al：Surgical treatment of redisplaced fractures of the distal radius in patients older than 60 years. *J Hand Surg Am*, **27**(4)：714-723, 2002.
Summary 保存療法で転位を認めた高齢者の橈骨遠位端骨折に対して掌側ロッキングプレートが有用であることを報告した論文．

11) Iba K, et al：Efficacy of radial styloid targeting screws in volar plate fixation of intra-articular distal radial fractures：a biomechanical study in a cadaver fracture model. *J Orthop Surg Res*, **5**：90, 2010.
Summary 掌側ロッキングプレートの橈骨茎状突起部へのスクリューが骨片全体の安定性に重要であることをカダバーを用いて示した基礎研究論文．

12) Young BT, Rayan GM：Outcome following non-operative treatment of displaced distal radius fractures in low-demand patients older than 60 years. *J Hand Surg Am*, **25**(1)：19-28, 2000.

13) Grewal R, MacDermid JC：The risk of adverse outcomes in extra-articular distal radius fractures is increased with malalignment in patients of all ages but mitigated in older patients. *J Hand Surg Am*, **32**(7)：962-970, 2007.

14) Knirk JL, Jupiter JB：Intra-articular fractures of the distal end of the radius in young adults. *J Bone Joint Surg Am*, **68**(5)：647-659, 1986.

15) Egol KA, et al：Distal radial fractures in the elderly：operative compared with nonoperative treatment. *J Bone Joint Surg Am*, **92**(9)：1851-1857, 2010.
Summary 文献12〜15は高齢者における橈骨遠位端骨折の骨片転位の許容範囲や手術の有用性について報告した論文．

16) 奥村修也：橈骨遠位端骨折のリハビリテーション. 齋藤英彦ほか編，橈骨遠位端骨折 進歩と治療法の選択，247-256，金原出版，2010.
Summary 橈骨遠位端骨折に対する保存療法，手術療法後のリハビリテーションにつきわかりやすく解説した内容．

17) 森谷浩治：橈骨遠位端骨折に対するリハビリテーションの実際. 整・災外，**57**(2)：175-181，2014.
Summary 橈骨遠位端骨折後のリハビリテーションについてエビデンスに基づいた内容と筆者らの経験にもとづいた内容をわかりやすく説明し

た総説.

18) 白戸力弥, 入船秀仁:橈骨遠位端骨折のハンドセ
ラピィ―掌側ロッキングプレート固定術のハン
ドセラピィプロトコル―. 北海道作療, **28**(3):
131-139, 2012.

19) 骨粗鬆症の予防と治療ガイドライン作成委員
会:骨粗鬆症の薬物治療. 骨粗鬆症の予防と治療
ガイドライン 2015 年度版, ライフサイエンス出
版, 2015.
Summary 日本骨粗鬆症学会, 日本骨代謝学会,
骨粗鬆症財団が合同で作成した骨粗鬆症の診療
ガイドライン. 骨粗鬆症の予防・診断・治療を行
う上で最も参考となる.

20) Rozental TD, et al:Improving evaluation and
treatment for osteoporosis following distal radial
fractures. A prospective randomized interven-
tion. *J Bone Joint Surg Am*, **90**(5):953-961, 2008.

21) Iba K, et al:Improvement in the rate of inade-
quate pharmaceutical treatment by orthopaedic
surgeons for the prevention of a second fracture
over the last 10 years. *J Orthop Sci*, **23**(1):127-
131, 2018.
Summary 文献 20 と 21 は, 初回脆弱性骨折の治
療後に整形外科医による骨粗鬆症薬物治療率が
低いことを報告した論文.

22) 日本骨代謝学会, 日本骨粗鬆症学会合同原発性骨
粗鬆症診断基準改訂検討委員会:原発性骨粗鬆症
の診断基準(2012 年度改訂版). *Osteoporo Jpn*,
**21**(1):9-21, 2013.
Summary 現在の本邦における骨粗鬆症診断基準
(2012)を示した重要な論文.

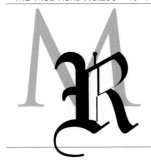

特集／骨脆弱性とリハビリテーション診療
―脆弱性骨折からがんの転移まで―

# がん骨転移患者に対するリハビリテーション診療

篠田裕介*

Abstract 　高齢者の増加とともにがん患者は増加の一途をたどり，現在はがん罹患数は年間100万人を超えている．また，診療技術の進歩によりがん患者全体の5年生存率が65％程度に改善しており，根治を目指せない患者であっても長期生存が可能になってきた．骨転移診療の目標は，疼痛を軽減し，骨折・麻痺などの症状を予防・治療し，運動機能を保ち，患者のQOLを最期まで維持することである．骨転移患者にリハビリテーション治療を行う際には，生命予後や，局所の骨折・麻痺のリスクを適切に評価し，背景因子を含めてゴール設定をしなければならない．リスクを恐れて安静にするのではなく，患者の希望に沿って最期まで歩行できるように，どこまで安全に動くことができるかという視点でリハビリテーション治療を行うことが重要である．

Key words 　骨転移(bone metastasis)，リハビリテーション医療(rehabilitation medicine)，日常生活動作(ADL；activities of daily living)，QOL；quality of life

## 骨転移診療の目標

　骨転移診療の目標は，骨転移による疼痛を軽減し，骨折・麻痺などの症状を予防・治療し，ADL(activities of daily living)を維持することである．骨転移に対して適切なマネジメントを行い，移動機能が維持されれば，仕事や趣味の継続につながり，QOL(quality of life)が維持される．ADLが低下すると，介護が必要になるばかりでなく，外来通院が困難になったり，PS(performance status)(**表1**)[1)2)]が低下したりして，化学療法の適応外と判断される．全身治療の継続可否は，生命予後に影響する可能性がある．

　2022年12月発行の骨転移診療ガイドライン改訂第2版[3)]では，第1版と比較して整形外科やリハビリテーション治療に関する記載が大幅に増加した．今回新設された，「CQ16：骨転移患者の歩行能力維持のための介入は有用か？」に対する推奨文は，「歩行機能やPS維持は，患者のQOL維持に重要であるだけでなく，生命予後を改善する可能性もあるため，歩行能力を維持するための介入を行うことを提案する．」であり(推奨度：弱い，合意率93.5％，エビデンスの強さ：C)，エビデンスレベルは低いものの，リハビリテーション治療を含む歩行機能維持を目指した介入を行うことが奨められている．

## 骨転移患者のQOL

　我々は，骨転移患者174名に患者立脚型のQOLアンケート(EQ-5D，EORTC QLQ-C15-PALおよびBM22など)を行い，骨転移患者のEQ-5Dに影響を与える因子を検討した[4)]．骨転移患者のEQ-5Dは，平均0.58点であり，日本人やアメリカ人平均0.85点よりも低値であった．EQ-5Dは，原発巣の種類や，片桐スコアによる予測予後との関連は見られなかったが，骨関連事象(SRE；

* Yusuke SHINODA，〒350-0495 埼玉県入間郡毛呂山町毛呂本郷38　埼玉医科大学病院リハビリテーション科，教授

表 1. ECOG\*-PS(JCOG による日本語訳)

| 0 | 全く問題なく活動できる.<br>発病前と同じ日常生活が制限なく行える. |
|---|---|
| 1 | 肉体的に激しい活動は制限されるが,歩行可能で,軽作業や座っての作業は行うことができる.例:軽い家事,事務作業 |
| 2 | 歩行可能で,自分の身の回りのことはすべて可能だが,作業はできない.日中50%以上はベッド外で過ごす. |
| 3 | 限られた自分の身の回りのことしかできない.<br>日中の50%以上をベッドか椅子で過ごす. |
| 4 | 全く動けない.自分の身の回りのことは全くできない.<br>完全にベッドか椅子で過ごす. |

ECOG\* : Eastern Cooperative Oncology Group

(文献2より引用)

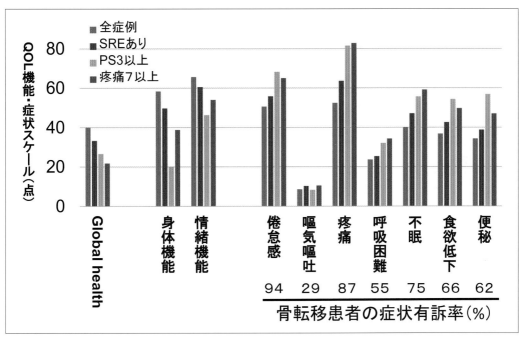

図 1. EORTC QLQ-C15-PAL 各因子と SRE, PS, 疼痛の関係

skeletal related event:骨折・麻痺・骨転移に対する手術と放射線治療・高カルシウム血症)の発生,PS 3~4,疼痛スケール7以上の患者で,有意に低値であった.またこれらの因子は,精神機能の低下,全身倦怠感,不眠,食欲低下,便秘などの全身症状とも関連が見られた(**図1**).これらの結果から,疼痛コントロール,SRE の予防,PS の改善は,QOL の改善のみならず,精神機能や全身症状の改善にもつながる可能性が示唆された.また,骨転移患者は様々な症状を呈していることが明らかとなり,主科の他,整形外科,リハビリテーション科医や療法士による適切な運動器管理,緩和ケアチームによる疼痛管理や心理サポートなど,診療科横断的な介入の重要性が改めて示唆された.

## リハビリテーション医療の適応

骨転移診療ガイドライン改訂第2版[3]の,「CQ38:骨転移のある患者にリハビリテーション医療を実施することは推奨されるか?」 に対する推奨文は,「骨転移のある患者にリハビリテーション医療を実施することを提案する.ただし,そのリハビリテーション医療に習熟した専門職によるか,その監督下が望ましい.」 (推奨度:弱い,合意率81.8%,エビデンスの強さ:B)である.同じCQに対する第1版のエビデンスの強さはCであり,

表 2. 片桐の予後予測スコア

| 予後因子 | | スコア |
|---|---|---|
| 原発巣の種類 | | |
| slow growth | ホルモン治療感受性乳癌，ホルモン治療感受性前立腺癌，甲状腺癌，悪性リンパ腫，多発性骨髄腫 | 0 |
| moderate growth | 分子標的薬使用肺癌，ホルモン治療抵抗性乳癌，ホルモン治療抵抗性前立腺癌，腎癌，肉腫，その他婦人科癌（子宮体癌，卵巣癌），その他のがん | 2 |
| rapid growth | 分子標的薬非使用肺癌，大腸直腸癌，胃癌，肝癌，膵癌，頭頚部癌，尿路上皮癌，食道癌，悪性黒色腫，胆嚢癌，子宮頚癌，原発不明癌 | 3 |
| 内臓または脳転移 | なし | 0 |
| | 結節性転移 | 1 |
| | 播種性転移 | 2 |
| 血液検査異常 | Normal | 0 |
| | Abnormal（下記のいずれか）LDH≧250 IU/l，CRP≧0.4 mg/dl，Alb<3.7 g/dl | 1 |
| | Critical（下記のいずれか）補正後 Ca≧10.3 mg/dl，T. bil≧1.4 mg/dl，Plt<10 万/μl | 2 |
| ECOG Performance Status 3～4 | | 1 |
| 過去の化学療法あり | | 1 |
| 多発骨転移 | | 1 |
| 合計 | | 10 |

（文献 6 より引用改変）

改訂までの 7 年間でエビデンスが少しずつ蓄積されている.

　前述の通り，骨転移患者においては，SRE 予防，PS 改善，疼痛改善が QOL 維持のために重要である．骨折や麻痺を生じることなく安全に動くための動作指導を行い，運動機能を維持・改善するために必要な訓練を行う．また，骨折や麻痺を生じている場合でも，疼痛なく動く方法や，骨折や麻痺を悪化させることなく動く方法を指導し，患者ができるだけ自立した生活を送ることを助ける．外来通院が必要な場合は，具体的な通院方法も検討する．また，最期を家で過ごすことは QOL に大きな影響があると考えられ，トイレまでの歩行機能を維持すること[5]，自宅の環境整備を行うことは非常に重要である.

　基本的にはすべての骨転移患者に対してリハビリテーション治療の適応があると考えて良い.

## リハビリテーションを行うために必要な情報

### 1. 生命予後や病勢

　予後によって安静度の考え方やリハビリテーションのゴールが大きく異なる．骨転移や骨病変があると一般的に予後は悪いが，甲状腺分化癌，ホルモン治療感受性乳癌，ホルモン治療感受性前立腺癌の骨転移がある患者や，多発性骨髄腫，悪性リンパ腫の骨病変がある患者では，数年の予後が見込める．原発巣担当医とコミュニケーションをとり，病勢，治療方針，予後，治療効果の予測などについて情報を共有する必要がある．骨転移患者の予後を予測するツールとして，片桐スコア（表 2，図 2）[6]が有名である．また，前立腺癌のPSA，乳癌の CEA など，腫瘍マーカーは全身の病勢を診断する助けになることがある.

### 2. 疼痛の原因評価

　骨転移患者は高齢であることが多く，がんに起因しない腰痛，下肢痛，肩関節周囲炎などの非がん性疼痛を生じやすい．原因によって，ゴール設定が異なり，安静が必要な場合，積極的なリハビリテーション治療が必要な場合がある．臨床の現場でよく見られる疼痛として，骨粗鬆症が原因の脊椎椎体や骨盤骨折，廃用による背部痛[7]，膝関節偽痛風による下肢痛などがある.

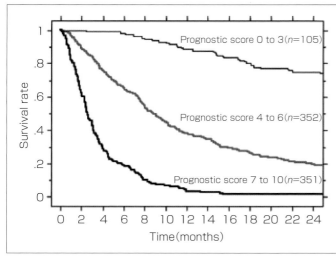

| 予後スコア合計 | 生存率(%) | | |
|---|---|---|---|
| | 6か月 | 12か月 | 24か月 |
| 0～3 | 98 | 91 | 77 |
| 4～6 | 74 | 50 | 28 |
| 7～10 | 27 | 6 | 2 |

**図2.** 予後予測スコアを3群に分類した場合の生存率
表2に示された6項目を合計した点数で予後を予測する.

（文献6より引用）

### 3. 局所の腫瘍増大速度や治療効果予測

骨折や麻痺のリスク評価を行う場合, 各病変の増大速度を確認することは非常に重要である. 増大速度が速い病変は骨折や麻痺を生じるリスクが高く, 痛みの原因にもなりやすいが, 数か月変化がない病変はリスクが低く, 疼痛も生じにくい.

また, 全身治療や放射線治療による局所への治療効果を予測することも重要である. 未治療の前立腺癌・乳癌・血液腫瘍の場合, 麻痺が生じていてもホルモン療法や化学療法・放射線治療で症状が改善することが多く, 外科手術を回避できることが多い. 一方, 甲状腺癌, 腎細胞癌, 肝細胞癌などは, 放射線治療の効果は限定的である.

### 4. 全身の骨転移評価

骨転移は多発することも多く, 可能な限り全身の骨転移を把握しておくべきである. 下肢の骨転移による荷重制限を検討するのは当然だが, 上肢にあると杖を使用できない場合がある. 特に上腕骨近位部や骨幹部は骨転移の好発部位であり, 全身CTを確認する際に, 少なくとも写りこんでいる上腕骨近位部の評価も同時に行っておくと良い.

### 5. 背景因子

患者の職業, 同居家族, 自宅でのサポート体制, 家屋状況などにより, 目標となるADLが異なる. 社会復帰を目指すのか, 家に帰ることが目標なのか, 転院するのか, 施設に入るのか, などゴール設定によってリハビリテーション治療の内容を変えなければならない.

### 骨折や麻痺のリスク評価と安静度の決定

リハビリテーション治療を行う現場で最も問題となるのは安静度である. 全例で整形外科に評価を依頼するのは非現実的であり, リハビリテーション科医や療法士も基本的な考え方を理解しておく必要がある.

骨転移患者は生命予後が限られているので, その患者に許容できる最大限の範囲でADLを拡大しQOLを維持することを重視すべきである. 特に予後が短い患者にとっては, 残された人生をベッド上で過ごすことは精神的に苦痛であるばかりでなく, 安静に伴う合併症を生じる可能性があることにも注意が必要である. 逆に, 予後が長く, 治療が奏効する可能性が高い場合は, 骨折や麻痺を生じないことが最も重要であり, リスクが低下するまで長期間の安静を指示する場合もある.

大事なことは, リハビリテーションを始める前に, 患者に骨折や麻痺のリスクを説明することである. 骨折や麻痺のリスクを回避するために残された人生をベッド上で過ごすのか, リスクはあるがベッドから離れて過ごす時間を増やすのかを, 患者本人にも考えてもらう必要がある. また, 骨折や麻痺が出現した時には早急な対応が必要なこ

表 3. Mirels' score

| Score | 部位 | 性状 | サイズ（横径比） | 疼痛 | スコア合計 | 6か月以内の骨折リスク | 推奨される治療 |
|---|---|---|---|---|---|---|---|
| 1 | 上肢 | 造骨性 | <1/3 | Mild | 9以上 | 高い | 予防的固定 |
| 2 | 下肢 | 混合性 | 1/3〜2/3 | Moderate | 8 | 境界 | 固定を考慮 |
| 3 | 転子部近傍 | 溶骨性 | >2/3 | functional | 7以下 | 低い | 保存的治療 |

4項目の点数を合計した点数で骨折のリスクを予測する.

（文献8より引用）

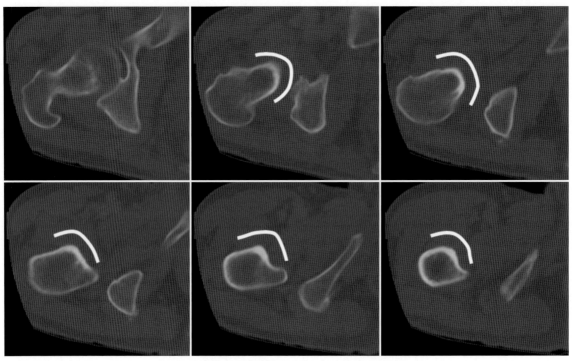

図 3. 大腿骨近位部内側の骨折リスクが高い部位
頚部内側および小転子前内側の骨皮質肥厚部位（白線）に腫瘍の浸潤があると，骨折リスクが高い

とを伝え，疼痛や麻痺の出現があったらすぐに医療者に伝えるように説明しておく．骨転移がある患者でも，骨折や麻痺の危険性が少なければ，趣味のスポーツを許可することもできる．

### 1. 長管骨骨折のリスク評価

長管骨病的骨折のリスク評価を行うためには，単純X線像やCT（骨条件）で確認する．長管骨骨折のリスク評価法として，Mirels' score（表3）[8]が有名であるが，特異度が低いとの報告も多い．大腿骨においては，骨皮質への浸潤が，横断面において全周の50％以上もしくは長軸方向3cm以上あると骨折しやすいと報告されている[9]が，我々は，大腿骨近位部内側の骨皮質に腫瘍の浸潤がある場合にさらに骨折しやすいことを示した（図3）[10)11]．CT横断像における骨皮質への浸潤割合（周径の25％を超えるごとに1点とし，0〜3点で評価）と，近位部内側骨皮質への浸潤有無（浸潤ありで1点）の合計点数が2点以上の場合（近位部内側骨皮質を含む25％以上の浸潤，もしくは同部位を含まない50％以上の浸潤）に，骨折リスクが高いと考えている．

股関節部を痛がる患者では，骨修飾薬投与による非定型骨折も鑑別に挙げる必要がある．骨折部がCTの撮像範囲に含まれないこともあるため必要に応じて単純X線像を確認すると良い．

放射線治療による骨折予防効果は示されていないため，骨折リスクが高い場合と判断される場合には，松葉杖や歩行器を用いた免荷歩行として，

整形外科に手術適応についてコンサルトすべきである．基本的には，麻酔によるリスクが高くなければ手術をして荷重歩行を目指すべきである．

画像上，骨折リスクが高くないと判断される場合には，疼痛がない範囲での荷重歩行を許可することが多い．

### 2．骨盤骨折のリスク評価

単純 X 線像だけで病変の有無や骨強度を評価することは困難であるため，CT を確認する必要がある．臼蓋に病変がある場合には可能であれば，CT を再構成し矢状断像や冠状断像を確認して，臼蓋の軟骨下骨の連続性などを参考にして免荷の程度を決定する．骨盤骨折のリスクを評価する指標は存在しないが，経験的には連続性が保たれている場合は，疼痛が生じない範囲での荷重を行うことが多い．同様にエビデンスはないが，恥骨，坐骨，仙腸関節，腸骨翼の病変に関しては疼痛に応じた荷重を許可している．また，臼蓋部以外は骨折した場合でも疼痛に応じた荷重歩行を許可することが多い．

臨床現場では，骨粗鬆症や全骨盤照射後の脆弱性骨折として，仙骨や恥坐骨骨折が見られることもある．骨折を生じた場合には，原因に応じて治療方針が異なるため，骨折の原因が骨転移なのか否かについてきちんと評価しなければならない．

### 3．脊椎転移による不安定性や脊髄圧迫のリスク評価

脊椎転移がある場合，脊椎の不安定性，脊髄や神経根の圧迫による麻痺発生のリスクを評価する．不安定性を評価するためには，spinal instability neoplastic score（SINS）[12]を参考にする．SINS は転移がある椎体ごとに評価するが，7 点以上で不安定性がある（potentially unstable）と考え，13 点以上では高度不安定性あり（unstable）と考える．症状として，寝返りや起き上がり動作での疼痛が強い場合には，椎体骨折を疑う．不安定性のみが問題となる場合には体幹装具装着の上，歩行を許可することが多い（装具適応については次項参照）．

脊髄圧迫の評価は単純 CT では難しい場合が多く，造影 CT の軟部条件または MRI で脊柱管内への腫瘍進展の有無を確認する必要がある．脊髄症状が出現した場合，特に歩行障害が出現した場合は，緊急治療が必要なため，早急に整形外科に相談する．下肢の筋力低下を生じる前に，継ぎ足歩行ができなくなるなど協調性が低下したり，腱反射亢進が見られたり，背部から腹部に放散する疼痛を生じたりすることが多く，これらの症状が出現した時には速やかに精査すべきである．麻痺が進行している時には，動的な脊髄圧迫が進行しないように，治療（手術や放射線治療）が落ち着くまでベッド上安静とし，その後体幹装具装着下に離床を開始する．離床により麻痺が悪化した場合には安静度を再検討する．ただし，麻痺の回復が見込めない場合には，早期から積極的に離床を進めることもある．また，神経根など末梢神経による麻痺の場合には安静度の制限を設けないことも多い．

椎間孔への転移，骨転移の軟部組織への浸潤，リンパ節転移や筋転移が末梢神経を巻き込むこともあるので，麻痺を生じた場合には，脊椎が原因と決めつけずに，必要に応じて脳，脊髄，末梢神経のどの経路で問題があるのか，画像も含めて再確認すべきである．

理学療法士は，股関節部でベッドアップするようにベッド上での患者の位置を調整すること，寝返りや起き上がり時に脊椎の捻転が生じないように注意することなど，病変に負荷がかからない安全な動作の方法を指導することで，骨折・麻痺出現のリスクや疼痛の軽減に努める．

### 補装具や自助具の適応

骨転移診療ガイドライン第 2 版[3]の，「CQ10：骨転移の治療に装具は有効か？」に対する推奨文は，「骨転移による病的骨折や脊髄圧迫による麻痺の患者，これらのリスクが高いと考えられる患者に対し，装具の使用を検討することを提案する．」（推奨度：弱い，合意率 84.8％，エビデンスの強

さ：C）である．エビデンスがないため強い推奨にはならないが，骨転移の患者の疼痛軽減や，安静保持に有効と考えられる場合も多く，低侵襲な治療であるため積極的に検討すべきと考える．

### 1．体幹装具

体幹装具装着の目的は，① 疼痛を軽減すること，② 危険動作を制限すること，③ 固定により動作を補助することである．ただし，装着により疼痛が改善するなど，患者にとってわかりやすいメリットがないと，コンプライアンスが悪くなることが多い．

頚椎装具で頻用するものとしては主にフィラデルフィアカラー，ソフトカラーがある．フィラデルフィアカラーは，椎体圧潰の危険性が高い場合，麻痺や切迫麻痺の場合，環軸椎の病変で回旋制御が必要な場合に処方する．前後屈だけでなく回旋運動を抑える働きも少しはあるが，術後早期や重症患者以外のコンプライアンスが悪い．ソフトカラーは簡便に装着でき，コンプライアンスが良いために頻用されるが，前後屈に対する制動力がある反面，側屈や回旋に対しての制動効果は期待できない．胸腰椎装具にはダーメンコルセット，硬性コルセット，ジュエット型体幹装具などが頻用される．ダーメンコルセットは，骨盤と肋骨，軟部組織全体で腹圧を高めることで椎体や椎間板にかかる重力を軽減できるが，制動効果は十分ではない．硬性コルセットはプラスチックで作製され，腹圧を高めるだけではなく，前後屈，回旋，側屈を制限可能で，固定力は最も優れている．しかし，快適性に劣るため，コンプライアンスが悪い．ジュエット型体幹装具は恥骨上部パッドと胸骨パッド，胸腰椎パッドの3点支持により，胸腰椎移行部の屈曲制限，伸展保持を行う．回旋制御は弱いが，快適性に優れるため，コンプライアンスは硬性コルセットよりは良好である．

### 2．歩行補助具

下肢や骨盤転移で免荷が必要な場合には，松葉杖，ロフストランド杖，T字杖，四点歩行器など，骨折のリスク，自宅の環境，患者のコンプライアンスに応じて，歩行補助具を選択する．下腿以遠の転移により，免荷が必要な場合にはPTB装具（patellar tendon bearing）を用いることもある．いずれの場合も，体力に応じて，車椅子導入も検討する．

### 3．その他装具

鎖骨骨折ではクラビクルバンド，上腕骨近位部骨折では三角巾，上腕骨骨幹部骨折ではファンクショナルブレース，下肢神経障害に対して短下肢装具などを用いることがある．

## 在宅管理体制などの環境整備

骨転移によるADLの低下がある場合は，ケアマネジャーをできるだけ早く決定する．ゴール設定のためには，家屋の種類（アパート／マンション／一戸建て／その他），階段／エレベーターの有無，段差や手すりの有無，生活スペースの広さ（車椅子や歩行器を使用できるか）などの情報から，必要な補装具，自宅の整備の必要性について検討する．トイレ動作や入浴方法も具体的に考える．必要があれば，地域医療連携室，訪問診療，訪問介護も積極的に利用する．社会資源を活用するためには，介護保険や身体障害者手帳の有無を確認しておく必要がある．40歳以上であれば，がん末期として介護保険の特定疾病に認定されるので，これらを最大限に活用して家屋の環境整備などを行うべきである．

## 終わりに

骨転移のリハビリテーションを行うためには，予後を把握し，適切に骨折や麻痺の危険性を評価することが重要である．原発巣担当科，整形外科，放射線診断部・治療部，緩和ケアチーム，地域医療連携部，薬剤部など多部署，多職種との連携が必須であり，日頃からコミュニケーションが取れる環境を作っておくことが大切である．

# 文　献

1) Oken M, et al：Toxicity and response criteria of the Eastern Cooperative Oncology Group. *Am J Clin Oncol*, **5**(6)：649-655, 1982.

2) JCOGホームページ
Common Toxicity Criteria, Version 2.0 Publish Date April 30, 1999.
〔http://www.jcog.jp/doctor/tool/ps.html〕

3) 日本臨床腫瘍学会編, 骨転移診療ガイドライン改訂第2版, 南江堂, 2022.
Summary　7年ぶりに改訂された第2版では, 10人以上の整形外科, リハビリテーション科医師が作成委員として参加し, 運動器診療科から見た骨転移管理についての記載が大幅に増加している.

4) Shinoda Y, et al：Factors related to the quality of life in patients with bone metastasis. *Clin Exp Metastasis*, **36**(5)：441-448, 2019.

5) 篠田裕介ほか：診療科横断的なキャンサーボード(CB)診療体制による運動器マネージメントは骨転移患者のQOL維持に有用である. 日整会誌, **89**(10)：763-767, 2015.

6) Katagiri H, et al：New prognostic factors and scoring system for patients with skeletal metastasis. *Cancer Med*, **3**(5)：1359-1367, 2014.
Summary　骨転移患者の予後予測スコアとして日本では最も汎用されている. ホルモン治療感受性や, 分子標的薬使用の有無なども考慮されている.

7) Ishiki H, et al：Prevalence of myofascial pain syndrome in patients with incurable cancer. *J Bodyw Mov Ther*, **22**(2)：328-332, 2018.

8) Mirels H：Metastatic disease in long bones：a proposed scoring system for diagnosing impending pathologic fractures. *Clin Orthop Relat Res*, (249)：256-264, 1989.

9) Van der Linden YM, et al：Comparative analysis of risk factors for pathological fracture with femoral metastases. *J Bone Joint Surg Br*, **86**(4)：566-573, 2004.

10) Shinoda Y, et al：Prediction of the pathological fracture risk during stance and fall-loading configurations for metastases in the proximal femur, using a computed tomography-based finite element method. *J Orthop Sci*, **24**(6)：1074-1080, 2019.
Summary　大腿骨近位部のどの位置に骨欠損があると骨折しやすいかを有限要素法を用いて明らかにした論文. 整形外科医から見た常識を有限要素法を用いて確認している.

11) Shinoda Y, et al：Prediction of pathological fracture in patients with lower limb bone metastasis using computed tomography imaging. *Clin Exp Metastasis*, **37**(5)：607-616, 2020.

12) Fisher CG, et al：A novel classification system for spinal instability in neoplastic disease：an evidence-based approach and expert consensus from the Spine Oncology Study Group. *Spine (Phila Pa 1976)*, **35**(22)：E1221-1229, 2010.

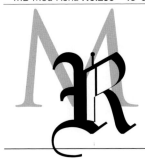

特集／骨脆弱性とリハビリテーション診療
―脆弱性骨折からがんの転移まで―

# 心不全と骨粗鬆症

白石裕一[*1]　喜多郁果[*2]　上島大輝[*3]
山端志保[*4]　的場聖明[*5]　三上靖夫[*6]

Abstract　閉経後の女性だけでなく，特に慢性疾患を有する男性においても骨粗鬆症や骨塩密度の低下への関心が高まってきている．一方，心不全パンデミックと呼ばれ，人口の高齢化とともに心不全患者は増加を示しているが，慢性心不全患者の骨状態について十分に研究されてこなかった．骨粗鬆症も心不全も，身体機能や自立した生活が損なわれ，入院の長期化の大きな要因となるとともに医療制度にも負担がかかる点で共通する．骨粗鬆症の最も問題となる合併症は股関節周囲の骨折であり，死亡リスクを上昇させるだけではなく，身体機能および自立した生活が損なわれ，しばしば長期にわたる入院が必要となる．

　心不全患者の骨塩量減少の要因としてビタミン D 不足，レニンアルドステロン系など内分泌ホルモンの影響や，炎症，低栄養などの非内分泌ホルモン系の関与，加齢や喫煙，糖尿病などそのほかの要因の関与が知られており，近年，心不全患者における骨粗鬆症に関連すると考えられる骨折の頻度は心不全のない患者に比較して有意に多いことが報告されている．

　当院において進行した心不全に対して両室ペーシングを植え込みした 55 名の患者における植え込み入院時における 25 OH ビタミン D 値を測定したところは充足状態（30 ng/m*l*）の患者はおらず，不足（20〜30 ng/m*l*）が 7%，欠乏（20 ng/m*l* 未満）が 93% と多くの症例でビタミン D 不足という状態であった．骨代謝に影響を与える要因の 1 つと言える．

　日本循環器学会をはじめとした慢性心不全の治療ガイドラインにおいて，骨粗鬆症または骨密度のスクリーニングや患者教育についてはすすめられていないが今後必要なチェック項目となる可能性がある．

Key words　心不全（heart failure），骨粗鬆症（osteoporosis），ビタミン D（vitamin D），低栄養（malnutrition），サルコペニア（sarcopenia），カヘキシア（cachexia）

## はじめに

　骨量の減少は加齢によって進行し，喫煙や閉経，活動量低下などは骨粗鬆症にとっての悪化因子である．またこれらの因子は心血管疾患を悪化させる要因でもあり，共通の因子が関連しているこ

とが知られている．また，近年，骨粗鬆症と心血管疾患に関する相互の関連についての報告もされるようになってきた．

　骨は形成と吸収を繰り返すが，心不全患者ではビタミン D が不足していることが知られており，さらに骨形成吸収が亢進することにより骨粗鬆症

[*1] Hirokazu SHIRAISHI, 〒602-0841　京都府京都市上京区梶井町465　京都府立医科大学附属病院リハビリテーション部，副部長／同大学循環器内科，講師
[*2] Fumika KITA, 同病院リハビリテーション部
[*3] Hiroki UEJIMA, 同病院リハビリテーション部
[*4] Shiho YAMABATA, 同病院リハビリテーション部
[*5] Satoaki MATOBA, 同大学大学院医学研究科循環器内科学，教授
[*6] Yasuo MIKAMI, 同大学大学院医学研究科リハビリテーション医学，教授

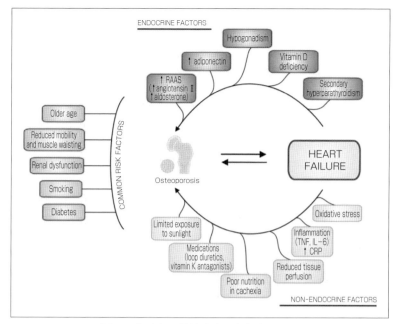

図 1. 心不全の骨量減少に寄与する要因
CRP：C 反応性タンパク質
IL-6：インターロイキン-6
RAAS：レニン-アンジオテンシン-アルドステロン系
TNF：腫瘍壊死因子

（文献 4 を改変して引用）

を生じやすいと考えられている[1)2)]. 心不全患者の高齢化に伴い，すでにサルコペニア，骨粗鬆症を有する患者が心不全を発症するということも少なくない. また一方で心不全が進行するとともに栄養状態の悪化，二次性のサルコペニアの進行が伴うことも知られており[3)]，これは異化と同化の不均衡として理解されているが，その原因は多因子にわたり，炎症，アンジオテンシンⅡなどの内分泌，腸管のうっ血や灌流の低下に伴う栄養不良および吸収不良，成長ホルモン，インスリンなどタンパク同化ホルモン耐性，および安静臥床や長期にわたる deconditioning なども要因となる. 骨粗鬆症も栄養状態の悪化の一連としても理解されている.

心不全患者の骨塩量減少の要因は多岐にわたり，ビタミン D 不足，レニンアルドステロン系など内分泌ホルモンの関係や炎症や低栄養などの非内分泌ホルモン系の関与，加齢や喫煙，不活動，糖尿病などそのほかの要因の関与が知られている（図 1）[4)].

## 心不全患者における骨粗鬆症

心不全患者と骨折，特に骨粗鬆症を背景にした股関節骨折に関する報告は多数されていて[5)6)]，左室駆出率の低下した心不全(40%未満)でも，保たれた心不全(40%以上)でも同程度に骨粗鬆症性の股関節骨折を認めるという報告もある[7)]. 近年のメタ解析[8)]でも，心不全と診断された患者(N＝53,038)では，対照(N＝126,727)よりも骨折のリスクが有意に高かった(RR 1.66, 95%CI：1.14〜2.43, $I^2$＝94%, p＝0.008). なかでも股関節(RR 3.45, 95%CI：1.86〜6.40, $I^2$＝95%, p＜0.0001)および上腕骨骨折(RR 1.91, 95%CI：1.07〜3.40, $I^2$＝39%, p＝0.03)について関連が認められたが，椎体および前腕骨折では関連は認めなかったと報告されている. また, 60 名の男性心不全患者(平均年齢56±11歳)を年齢, 性別を揃えた健常男性13名と比較し, 全身および大腿骨骨塩密度を測定し 2 年間の予後との関連を見た報告によれば, 全身の骨塩密度の低下は心不全の重症度

表 1. 患者背景

| 項　目 | 平均±SD | 項　目 | 平均±SD |
|---|---|---|---|
| 年齢(歳) | 73.07±10.62 | 左室拡張末期径(mm) | 61.6±9.8 |
| 性別 | 男 34／女 21 | 左室収縮末期径(mm) | 52.2±13.3 |
| 身長(cm) | 159±8.6 | 左室駆出率(%) | 29.1±9.1 |
| 体重(kg) | 56.1±12.2 | Clinical Frailty Scale | 4.6±1.0 |
| BMI | 22.0±3.9 | NYHA 1/2/3 | 1：21：33 |
| SMI(kg/m$^2$) | 5.80±3.73 | 6 分間歩行距離(m)(N=23) | 328.1±118 |
| TP(g/dL) | 6.7±0.7 | SPPB 合計(点)(N=42) | 10.3±2.3 |
| ALB(g/dL) | 3.7±0.56 | 握力最大(kg)(N=43) | 26.2±8.4 |
| BUN(mg/dL) | 27.5±14.5 | 膝伸展筋力最大(Nm)(N=41) | 75.0±29 |
| CRE(mg/dL) | 1.31±0.74 | AT METs(N=23) | 3.1±0.5 |
| eGFR | 49.5±24.6 | Peak　Mets(N=23) | 4.1±1.0 |
| T-cho(mg/dL) | 155±52 | AT(mL/kg/min)(N=23) | 10.4±2.0 |
| CRP(mg/dL) | 1.36±2.8 | Peak VO2(mL/kg/min)(N=23) | 14.7±3.4 |
| BNP(pg/mL) | 524±520 | VE vs VCO$_2$ Slope(N=23) | 42.8±18 |
| WBC(×10$^3$/$\mu$L) | 6.0±1.8 | OUES(N=23) | 1578±2087 |
| HGB(g/dL) | 12.1±2.1 | Patient Activity(術後 1 か月)(時間) | 1.9±1.4 |
| HCT(%) | 37.1±6.1 | Patient Activity(術後 3 か月)(時間) | 2.4±1.6 |
| HbA1c(%) | 6.5±0.69 | Patient Activity(術後 6 か月)(時間) | 2.4±1.6 |
| Pre-ALB(mg/dL) | 20.7±5.8 | Patient Activity(術後 12 か月)(時間) | 2.5±1.8 |
| 25OH ビタミン D(ng/mL) | 12.1±4.5 | | |
| GNRI | 96.8±12.9 | | |

(NYHA クラス)と関連し,また複合エンドポイント(死亡率の増加,LV 補助装置の埋め込みないし強心薬に依存した状態になること)とも関連したという報告もある[9].

**心不全患者におけるビタミン D 不足,欠乏**

心不全患者においてビタミン D が不足しやすいということは過去から報告があり,6 分間歩行距離との相関 R＝0.42[10]を認めるという報告がある.

臨床的にビタミン D 不足および欠乏は,骨折・転倒リスクの上昇に加え,続発性副甲状腺機能亢進症および骨粗鬆症治療薬に対する低反応の原因となるとともに,くる病・骨軟化症,あるいは低カルシウム(Ca)血症の原因となる.本邦の判定指針(ビタミン D 不足・欠乏の判定指針)[11]によれば血清 25OH ビタミン D 濃度が 30 ng/ml 以上をビタミン D 充足状態,20 ng/ml 以上 30 ng/ml 未満を

ビタミン D 不足,20 ng/ml 未満をビタミン D 欠乏と判定すると定義されている.当院で両心室ペースメーカを心不全の治療目的で植え込みした患者 55 名(年齢 73±11 歳,男性 34 名)において退院時にビタミン D(血中 25OH ビタミン D)値を測定した患者について検討した結果を示す.両心室ペースメーカは NYHA クラスⅡ～Ⅲを中心とした進行した心不全患者が植え込みの対象である.患者背景を**表 1** に示す.

充足状態(30 ng/ml)の患者はおらず,不足(20～30 ng/ml)7%,欠乏(20 ng/ml 未満)が 93%と多くの症例でビタミン D 不足という状態であった.

ビタミン D 値と相関を認めたのは(Pearson の相関係数,p<0.05),年齢(R＝0.265,p＝0.049),身長(R＝0.388,p＝0.003),ALB(R＝0.275,p＝0.056),Pre-ALB(R＝0.319,p＝0.017),ヘマトクリット(HCT)(R＝0.273,p＝0.042),握力(R＝

0.319, p＝0.016), 膝伸展筋力(R＝0.352, p＝0.022)であり, NYHA クラス, 左室駆出率や BNP 値などの心臓機能指標とは関連を認めなかった. また骨粗鬆症との関連が強く示唆されている腎機能障害との関連についても CRE, eGFR 値との関連は認めなかった. ペースメーカの加速度センサーで検出される患者活動度(patient activity)は約 2 メッツ以上の活動を行った時間を示すが, 植え込み後 1 か月, 3 か月, 6 か月, 12 か月いずれの値もそれぞれ(R＝0.384, 0.371, 0.367, 0.387, p＝0.027, 0.028, 0.041, 0.038)と有意な関連を認めている. いずれも相関係数は弱いものの, 栄養状態, 骨格筋力, 患者活動度との関連があることが示唆された. 患者活動度は外出による日光との関連も示唆された.

## 骨粗鬆症と心血管リスク

逆に, 骨粗鬆症が心血管リスクになるという報告もされるようになってきた. 閉経後女性における心血管イベントの予測因子についての検討で多変量解析により, 骨粗鬆症(HR 3.5, 95%CI：1.8〜6.9, p＝0.0004), 心血管イベントの有無(HR 5.0, 95%CI：2.3〜10.8, p＜0.00001), 糖尿病の有無(HR 4.7, 95%CI：1.9〜12.1, p＝0.0011), 年齢(HR 4.3, 95%CI：1.6〜11.3, p＝0.0034), 喫煙の有無(HR 2.7, 95%CI：1.5〜4.9, p＝0.0012)などが報告されており, 骨粗鬆症は心血管イベント予測因子の 1 つと言える[12]. また心不全についても, 英国の地域住民を対象とした前向きコホート研究で, 重大疾患の既往のない中高年男女において, 超音波測定法による骨塩密度(超音波減衰定数；BUA)と心不全発症の関係を調べたところ, BUA 高値群で心不全のリスクが低下したという報告がされた[13].

骨粗鬆症のある患者に心血管疾患が発症しやすいという関係について, 直接的なお互いの関連は少し想像しにくいものの, 骨粗鬆症の患者に生じる骨折が QOL を低下させ, ひいては死亡率上昇につながるという理解以外に, 骨吸収に伴う Ca

や P が血管石灰化を進展させるという原因が考察されている[14]. また, それを裏付けるように閉経後骨粗鬆症患者に対するリセドロネート投与で, 加齢に伴う動脈壁肥厚度の指標である頸動脈内膜・中膜肥厚度, 硬化度の指標である baPWV (brachial-ankle pulse wave velocity；上腕-足首間脈波伝播速度)の進展がともに防止されるという報告もされている[15].

骨粗鬆症性骨折に対してビスフォスホネート療法を受けた 1,548 人の患者を特定し, 比較コホートとして椎体または股関節骨折の 4,644 人の被験者を無作為に抽出し, 2 年間の急性心筋梗塞 (acute myocardial infarction；AMI)発症を調査したところ, 発生率は, ビスフォスホネート療法を受けた患者では 1,000 人年あたり 1.94(95% CI：0.79〜4.03), 比較患者では 1,000 人年あたり 5.28(95%CI：3.95〜6.92)で回帰分析の結果, ビスフォスホネート療法を受けた患者は, 比較患者よりも 2 年間の追跡期間中の AMI の危険性が低かった(HR 0.37, 95%CI：0.16〜0.85, p＝0.020)という報告もある[16]が, 逆にビスフォスホネート服用での心血管事象の発生率低下効果があるのか, case control study データベースを用いた解析が報告された. 合計 23,590 例の AMI 症例と 117,612 例の対照が含まれ(平均年齢は 66.8± 13.4 歳, 72.5% が男性). そのうち AMI 群の中で 276 例(1.17%)と対照群の中の 1458 例(1.24%)がビスフォスホネートの現在の使用者であり, 調整オッズ比 OR は 0.98(95%CI：0.854〜1.14)であり, ビスフォスホネート製剤の最近および過去の使用もリスクの低下と関連しなかったという報告もあり[17], 一定の結論は出ていない. ビスフォスホネート療法での心血管事象の発生率低下効果があるのか, これからの議論が待たれる.

また骨粗鬆症患者における心不全発症のリスクが中程度ではあるものの有意に高いという報告もある. 骨粗鬆症患者 70,697 例(平均年齢(SD)は 62.9(13.3)歳)の患者を対象とした 3 件の研究を組み入れたメタ解析[18]で骨粗鬆症は, 心不全発症

の全体的なリスクの増加と関連した(pooled HR 1.17, 95%CI：1.08～1.26, p<0.001)とも報告され, 骨粗鬆症の男性で上昇した(HR 1.3, 95%CI：1.05～1.62, p＝0.02)が, 女性については有意な関連は認められなかった(HR 1.14, 95%CI：0.94～1.37, p＝0.19). こちらについても今後の研究報告が待たれる.

## 心不全治療薬と骨粗鬆症の関連

心不全治療に使用される多くの薬物は, 骨粗鬆症を発症するリスクに影響を与える可能性があり, 特に, ループ利尿薬の使用と骨折のリスク増加について観察研究報告がなされてきたが, 相反する結果が報告され, 一方でRCTのエビデンスも限られていた. 2015年, これらをまとめた観察研究のメタ解析が行われた. 13件の研究(4件のコホート研究および9件の症例対照研究)を組み入れ, 842,644例の参加者と108,247例の骨折症例を対象とした. ループ利尿薬を服用した人は, 非使用者と比較して, 全骨折のリスクが約15%高く(95%CI：1.04～1.26, p<0.01, $I^2$＝80.5%, p<0.01). RRは, 股関節骨折で1.14(95%CI：1.08～1.19), 下腕または手首骨折で0.99(95%CI：0.93～1.05)であった. ループ利尿薬が全骨折および股関節骨折の全体的なリスクと有意な正の関連を示すと報告された[19]. 実臨床で心不全治療薬のうちループ利尿薬の役割はとても大きいため, 上記のリスクがあるとしても投与は継続されるが, 骨粗鬆症のスクリーニング検査などの配慮を追加することで骨折の予防などに役立つと考えられる.

また心不全治療薬の一部には降圧薬としての効果があるため血圧は低く管理されることが少なくなく, 高齢者における転倒のリスクにつながるということが知られている[20]. 欧州心臓病学会の心不全治療ガイドラインでも, 高齢患者の薬物療法はガイドラインの推奨に従うべきであるとしながらも, この集団の虚弱性, 併存疾患, 認知障害, および限られた社会的支援のために特別な注意を払うべきであると示唆している[21].

高齢者の転倒を防ぐためにも起立性低血圧を生じやすい薬物の副作用に注意しつつ投薬を検討するとともに骨密度などへの配慮もすべきかもしれない.

## ビタミンD製剤の効果

慢性心不全患者におけるさまざまな用量と形態のビタミンD補給を調査した研究が発表されている. 158人の男性心不全患者にビタミンD群：n＝80, プラセボ群：n＝78に割り付けたRCTで, ビタミンD製剤を中等量3年間投与した比較で, 25OHビタミンDは有意に増加させたが, 骨代謝回転マーカーの改善は得られなかったという報告[22]がある一方で, 低左心機能の心不全患者に対する投与で心機能への好影響を認めたという報告もある. ビタミンD欠乏を伴う慢性心不全患者229例(男性179例)を登録し, 1年間の高用量ビタミンD3補給(毎日4,000 IU)投与群とプラセボ投与群のRCTを検討した結果, 6分間歩行距離は改善しなかったが, 心機能の有意な改善を認めた(左室駆出率＋6.07%, 95%CI：3.20～8.95, p<0.0001). 左室逆リモデリング(左室拡張末期径−2.49 mm, 95%CI：−4.09～−0.90, p＝0.002および収縮期末期径−2.09 mm, 95%CI：−4.11～−0.06, p＝0.043)[23]と報告されている. 心不全患者に対するビタミンD製剤の投与の効果について, 骨代謝への効果, 心機能への効果についてまだ一定の結論が得られておらず, 今後の検討が待たれる.

## 運動療法の有用性

運動は筋肉量を維持, 増加させるのに有効であるばかりでなく骨密度の増加にも寄与するという報告があり, 特に青年期および若年成人期の骨密度増加に関連している[23].

心不全の治療の一環としての有酸素運動や筋力トレーニングは心不全患者における筋肉の消耗に対する有効な手段であり, 治療ガイドラインでも

推奨されている[24]．心不全患者に対しての運動療法が骨密度へ与える影響については十分に知られてはいないが，示されている運動療法の効果から，良い影響が期待される．

## さいごに

現在の心不全の治療ガイドラインでは，骨粗鬆症または骨粗鬆症性骨折のスクリーニング方法や患者教育について十分触れていないが，本稿で述べたように高齢者心不全患者が増加する中，骨の評価も併せて行っていくことが重要になってくるだろう[4]．

## 文　献

1) Jankowska EA, et al：Bone mineral status and bone loss over time in men with chronic systolic heart failure and their clinical and hormonal determinants. *Eur J Heart Fail*, **11**(1)：28-38, 2009.

2) Leistner DM, et al：Elevated levels of the mediator of catabolic bone remodeling RANKL in the bone marrow environment link chronic heart failure with osteoporosis. *Circ Heart Fail*, **5**(6)：769-777, 2012.

3) Lena A, et al：Muscle Wasting and Sarcopenia in Heart Failure-The Current State of Science. *Int J Mol Sci*, **21**(18)：6549, 2020.

4) Loncar G, et al：Bone in heart failure. *J Cachexia Sarcopenia Muscle*, **11**(2)：381-393, 2020.
Summary 心不全パンデミックと呼ばれるように心不全患者は高齢化に伴い増加の一途をたどり，同じく高齢化関連疾患である骨粗鬆症も増加している．心不全患者における骨塩量は減少していることが知られており多岐の因子が関連している．それに伴い心不全患者において骨粗鬆症関連骨折の頻度が高い．一方で骨粗鬆症は心血管疾患，心不全発症のリスクとなることも知られている．

5) Sennerby U, et al：Cardiovascular diseases and risk of hip fracture. *JAMA*, **302**(15)：1666-1673, 2009.

6) van Diepen S, et al：Heart failure is a risk factor for orthopedic fracture：a population-based analy-sis of 16,294 patients. *Circulation*, **118**(19)：1946-1952, 2008.

7) Carbone L, et al：Hip fractures and heart failure：findings from the Cardiovascular Health Study. *Eur Heart J*, **31**(1)：77-84, 2010.

8) Ge G, et al：Heart failure and fracture risk：a meta-analysis. *Osteoporos Int*, **30**(10)：1903-1909, 2019.

9) Terrovitis J, et al：Bone mass loss in chronic heart failure is associated with secondary hyperparathyroidism and has prognostic significance. *Eur J Heart Fail*, **14**(3)：326-332, 2012.

10) Boxer RS, et al：The association between vitamin D and inflammation with the 6-minute walk and frailty in patients with heart failure. *J Am Geriatr Soc*, **56**(3)：454-461, 2008.

11) 一般社団法人日本内分泌学会，一般社団法人日本骨代謝学会，厚生労働省難治性疾患克服研究事業ホルモン受容機構異常に関する調査研究班：ビタミンD不足・欠乏の判定指針．日内分泌会誌，**93** Suppl：1-10, 2017.

12) Tankó LB, et al：Relationship between osteoporosis and cardiovascular disease in postmenopausal women. *J Bone Miner Res*, **20**(11)：1912-1920, 2005.

13) Pfister R, et al：Low Bone Mineral Density Predicts Incident Heart Failure in Men and Women：The EPIC(European Prospective Investigation Into Cancer and Nutrition)-Norfolk Prospective Study. *JACC Heart Fail*, **2**(4)：380-389, 2014.

14) Schulz E, et al：Aortic calcification and the risk of osteoporosis and fractures. *J Clin Endocrinol Metab*, **89**(9)：4246-4253, 2004.

15) Okamoto K, et al：Beneficial effect of risedronate on arterial thickening and stiffening with a reciprocal relationship to its effect on bone mass in female osteoporosis patients：a longitudinal study. *Life Sci*, **87**(23-26)：686-691, 2010.

16) Kang JH, et al：Bisphosphonates reduced the risk of acute myocardial infarction：a 2-year follow-up study. *Osteoporos Int*, **24**(1)：271-277, 2013.

17) Mazzucchelli R, et al：Risk of acute myocardial infarction among new users of bisphosphonates：a nested case-control study. *Osteoporos Int*, **31**(12)：2403-2412, 2020.

18) Gu Z, et al：Assessment of the risk of incident

heart failure in patients with osteoporosis : a systematic review and meta-analysis of eligible cohort studies. *Pol Arch Intern Med*, **130**(11) : 934-941, 2020.

19) Xiao F, et al : Association between loop diuretic use and fracture risk. *Osteoporos Int*, **26**(2) : 775-784, 2015.

20) Butt DA, et al : The risk of falls on initiation of antihypertensive drugs in the elderly. *Osteoporos Int*, **24**(10) : 2649-2657, 2013.

21) Ponikowski P, et al : 2016 ESC Guidelines for the diagnosis and treatment of acute and chronic heart failure : the Task Force for the diagnosis and treatment of acute and chronic heart failure of the European Society of Cardiology(ESC) Developed with the special contribution of Heart Failure Association(HFA) of the ESC. *Eur J Heart Fail*, **18**(8) : 891-975, 2016.

22) Zittermann A, et al : Vitamin D supplementation and bone turnover in advanced heart failure : the EVITA trial. *Osteoporos Int*, **29**(3) : 579-586, 2018.

23) Witte KK, et al : Effects of vitamin D on cardiac function in patients with chronic HF : the VINDICATE study. *J Am Coll Cardiol*, **67**(22) : 2593-2603, 2016.

24) Baxter-Jones AD, et al : A longitudinal study of the relationship of physical activity to bone mineral accrual from adolescence to young adulthood. *Bone*, **43**(6) : 1101-1107, 2008.

MB Med Reha **No.283**：55-59, 2023

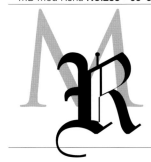

特集／骨脆弱性とリハビリテーション診療
—脆弱性骨折からがんの転移まで—

# 慢性腎臓病による骨脆弱性と
# リハビリテーション診療

伊藤　修*

Abstract　腎機能低下は年齢や骨密度と独立した骨折リスクであり，慢性腎臓病 (chronic kidney disease；CKD)と骨脆弱性・骨折との関連についても近年注目されている．腎臓は生体のミネラル調節システムにおいて重要な役割を果たしており，CKD に伴う骨ミネラル代謝異常(CKD-mineral and bone disorder；CKD-MBD)という概念が提唱されている．CKD では早期の段階から骨折のリスクが高くなり，透析患者では転倒の頻度も高くなることから，骨折のリスクはさらに高くなる．一般高齢者には様々な運動や転倒防止プログラムが開発されている一方で，保存期 CKD 患者や透析患者に対する運動や転倒予防プログラムの開発は遅れている．骨脆弱性・骨折に予防としての運動療法やリハビリテーション診療のガイドラインが今後示されることが望まれる．

Key words　骨脆弱性(bone fragility)，骨折(fracture)，転倒(fall)，フレイル (frailty)，運動療法(exercise therapy)

## はじめに

生体のミネラル調節システムにおいて腎臓は重要な役割を果たしており，慢性腎臓病(chronic kidney disease；CKD)患者はミネラル代謝異常を併発する．高リン血症や二次性副甲状腺機能亢進症などの検査値異常を呈する患者では，腎性骨症だけでなく，血管石灰化なども生じ，これらが骨折や心血管イベント，さらには生命予後にもつながることから，CKD に伴う骨ミネラル代謝異常 (CKD-mineral and bone disorder；CKD-MBD) という概念が提唱された[1]．腎機能低下は年齢や骨密度と独立した骨折リスクであり，CKD と骨脆弱性・骨折との関連についても近年注目されている[2]．透析患者では骨折頻度が高いが，CKD の早期の段階から骨折の高リスクであることが明らかになっている．本稿では，CKD における骨脆弱性の発生機序，骨折・転倒リスクおよび運動療法

によるリハビリテーション診療について概説する．

## CKD-MBD の病態

CKD-MBD は透析期のみならず，腎不全早期から出現している．保存期 CKD 患者では，リン過剰状態を代償するために，リン利尿因子である fibroblast growth factor 23（FGF23）分泌が早期から亢進しており，そのため活性型ビタミン D の産生が抑制され，副甲状腺ホルモンも上昇する．CKD の早期では FGF23，副甲状腺ホルモンなどのリン利尿作用によりリンバランスは保たれるが，腎機能低下がさらに進行すると，リン排泄の代償機構が破綻し，血清リン値が上昇し始めるとともに，腎臓における活性型ビタミン D 産生がさらに低下する．さらに，FGF23 と結合する Klotho の発現も低下することにより FGF23 の作用が減弱する FGF23 抵抗性も出現し，CKD の末期には高リン血症と二次性副甲状腺機能亢進症が生じ

*Osamu ITO, 〒 983-8512 宮城県仙台市宮城野区福室 1-15-1　東北医科薬科大学リハビリテーション学，教授

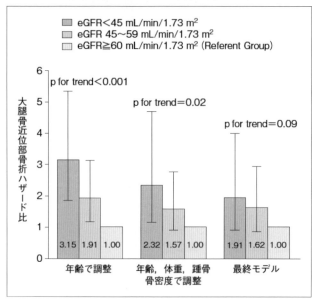

**図 1**. CKD 患者における大腿骨近位部骨折リスクの増大
（文献 5 より引用改変）

る．二次性副甲状腺機能亢進症は，骨吸収や骨からの持続的なカルシウム遊離を促進し，骨密度の減少を引き起こす．

50 例の CKD 患者において腸骨稜より骨生検を行った検討では[3]，患者の大部分が低回転骨を示し，CKD ステージ 2 で 100%，G3 で 88%，G4 で 78% であった．著明な骨形成速度の低下と骨吸収速度の上昇が CKD 早期から始まっていることが示唆されている．

日本人の閉経後骨粗鬆症女性 659 人の横断研究では[4]，DXA 法により骨密度測定と X 線による第 4 胸椎から第 4 腰椎までの椎体高の計測により形態的椎体骨折を判定した結果，骨密度は腎機能低下に伴い減少していた．推算糸球体濾過量（estimated glomerular filtration rate；eGFR）60〜89 mL/min/1.73 m² に限定した検討では，eGFR と大腿骨頚部や橈骨骨密度との有意な正相関が認められた．また，既存椎体骨折率は eGFR<60 mL/min/1.73 m² で 45.3% と，eGFR≧90 mL/min/1.73 m² の 23.8%，eGFR 60〜89 mL/min/1.73 m² の 25.3% に比べて有意に高かった．

## CKD 患者の骨折

米国の健康栄養調査 NHANES Ⅲ の参加者 6,270 人において，eGFR 15〜60 mL/min/1.73 m² の CKD 群では，大腿骨近位部骨折の既往を有する割合が 5.2% に上り，eGFR>60 mL/min/1.73 m² 群の 2.0% に比して有意に高値を示した[5]．eGFR 正常群を対照とした場合，eGFR が 15〜60 mL/min/1.73 m² の CKD 群の骨折のオッズ比は 2.1 であり，多重ロジスティック回帰分析では，骨折のオッズ比は CKD が 2.3，低活動性が 2.1 であった．また，骨折既往を有する群と有さない群との比較では，75 歳以上では CKD 有病率は同等であったのに対し，75 歳未満では骨折既往者の CKD 有病率は約 3 倍であった．

65 歳以上の女性 9,704 人で eGFR 別に骨折リスクを約 6 年間検討した前向き研究では[6]，eGFR が 60 mL/min/1.73 m² 以上の群に比べて，eGFR<45 mL/min/1.73 m²，45〜59 mL/min/1.73 m² では，大腿骨近位部骨折リスクのハザード比がそれぞれ 2.32，1.57 であった（**図 1**）．骨折部位を検討したところ，大腿骨の頚部ではなく，転子部の骨折リスクが上昇していた．

CKD 患者の中でも，特に透析患者の骨折の頻度は高いことが報告されている．我が国の血液透析患者の大腿骨頚部骨折発症率は，1,000 人年あたり男性 7.57 人，女性 17.43 人と，一般住民と比べて男性は 6.2 倍，女性は 4.9 倍高いことが報告されている[7]（**図 2**）．女性においては 60 歳以上，

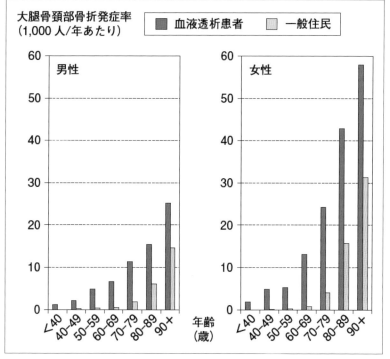

大腿骨頚部骨折発症率
(1,000 人/年あたり)　　■ 血液透析患者　□ 一般住民

図 2. 我が国の血液透析患者の大腿骨頚部骨折発症率
（文献 7 より引用改変）

男性においては 75 歳以上で骨折発症リスクは高く，男女ともに透析歴 20 年以上において骨折発症リスクの増大が認められた．男女ともに非糖尿病患者に比べて糖尿病患者の骨折発症リスクは 1.6 倍であった．血清アルブミン濃度が低い患者ほど骨折発症リスクが高い傾向が認められ，低栄養が透析患者の骨折発症と関連することが示唆される．

## CKD 患者の転倒

Desmet らの報告[8]によれば，高齢血液透析患者の転倒頻度は 1.18 回/人/年であり，健常人の転倒頻度 0.32〜0.70 回/人/年に比較して 2〜4 倍であった．保存期 CKD 患者と透析患者の両者を含むシステマテックレビューでは[9]，CKD 患者の転倒発生率は 1.18〜1.60 回/人/年であった．転倒の危険因子には，加齢や過去の転倒歴の他に，フレイルが転倒の重要な危険因子として報告された．血液透析患者は血液透析に伴う電解質の不均衡や起立性低血圧が転倒に関連すると想定されるが，血液透析前後での血圧変動と転倒の関連はないことが報告されている．重篤な転倒の発生率は

0.20〜0.37/人/年で，骨折の発生は 4〜11.2％の範囲で起こった．16％が転倒で入院が必要となり，4％は転倒が原因で亡くなった．転倒は，怪我，身体障害，自立の喪失，QOL の低下，介護施設への移動，医療費の上昇などの複数の合併症を引き起こす可能性があり，重症疾患の罹患率および死亡率とも関連している．

## 転倒の危険因子

中高年 CKD 患者における転倒の危険因子としては，女性，糖尿病，糖尿病の持続期間，および関節炎の合併に加えて，最近の運動実施や身体機能の制限（階段を上るのが困難と評価される）などのライフスタイル要因も重要な危険因子であることが明らかになった[10]．

透析患者の転倒の危険因子としては，加齢に関連する要因，腎機能低下の原因疾患による要因，CKD や腎不全による要因，血液透析治療に関連する要因がある[11]．血液透析治療に関連する要因としては，心肺機能の低下，易疲労性，筋痙攣，CKD-MBD に関連するミネラル代謝異常，尿毒症

表 1. 高齢血液透析患者の転倒の危険因子

| 加齢関連 | CKD 併存症 | ESRD/HD 関連 |
|---|---|---|
| 歩行困難 | 糖尿病 | 透析関連低血圧 |
| 移動能力低下 | （細血管，大血管病変） | GKD-BMD |
| 認知症 | 末梢血管疾患 | ミオパチー |
| 起立性低血圧 | 心血管疾患 | 貧血 |
| 多剤服用 | 低血圧事例のある高血圧症 | 代謝性アシドーシス |
| 内耳機能低下 | | 透析不均衡症候群 |
| 視覚機能低下 | | 脳症 |
| 心血管疾患 | | カテーテル関連感染症 |
| 神経疾患 | | 透析関連不整脈 |
| 姿勢制御機能低下 | | 透析後の疲労 |
| 骨格筋機能低下 | | |
| バランス不良 | | |
| 関節炎 | | |
| ADL 低下 | | |
| うつ状態 | | |

（文献 11 より引用改変）

性ミオパチーやニューロパチー，腎性貧血などがある．ビタミン D 欠乏症は骨代謝異常のみならず，姿勢バランスや歩行能力に関連する下肢筋力低下にも関連することが報告されている．さらに，血液透析治療に関連する要因としては，透析による血圧低下や不整脈発作，透析後の疲労，透析施設の環境（濡れた床，段差，不適切な透析チェア）などがある[11]（**表 1**）．

高齢透析患者における転倒の危険因子として，年齢，腎移植リスト入り，透析開始前の各種血清パラメータ，各種薬剤，運動機能テスト（歩行，起立，閉眼バランス，片足立ち），合併症，居住環境が単変量重回帰解析により挙げられており，年齢，糖尿病の合併，薬剤数，抗うつ薬の服用，歩行テスト実施不可が多変量重回帰分析により挙げられている[8]．

透析患者は様々な併存症を有しており，サルコペニアやフレイルも関連している．栄養障害も様々な身体障害を引き起こし，転倒のリスクを高めている．フレイルが転倒リスクを 3 倍以上上昇させる重要因子であることが単施設前向きコホート研究で示されている[12]．

## リハビリテーション診療・運動療法

日本透析医学会から「慢性腎臓病に伴う骨・ミネラル代謝異常の診療ガイドライン」[13]が発表されているが，その中にはリハビリテーション診療

や運動療法の記載はない．副甲状腺機能亢進症や副甲状腺機能低下症を併発した糖尿病性腎症が原因の長期血液透析歴を持つ 2 人の患者への運動療法の症例報告があり[14]，10 年間の毎日の筋力トレーニングとトレッドミル歩行（2～3 時間/日）が海綿骨の維持に有効であったことが示されている．

一般の高齢者に対しては，様々な転倒防止プログラムが開発され，その効果が示されているが，保存期 CKD 患者や透析患者に対するプログラムの開発は遅れており，今後開発されることが望まれる．現時点では，保存期 CKD 患者や透析患者の転倒に対する運動療法の有効性の明らかなエビデンスは確立されていない．Kistler らは[15]，高齢 CKD 患者における転倒の危険因子として，最近の運動実施が転倒および転倒関連外傷の発症を 30％低下させることを報告している．したがって，一般高齢者と同様に，理学療法や運動をより促進することは，保存期 CKD 患者や透析患者においても転倒防止に役立ち，また，透析導入前の保存期からの介入も重要であると考えられる．

腎疾患患者への運動療法に関して，日本腎臓リハビリテーション学会から「腎臓リハビリテーションガイドライン」[16]が発表されている．運動療法が運動耐容能，歩行機能，身体的 QOL の改善効果が示すため，保存期 CKD 患者や透析患者に対して運動療法を行うことを提案・推奨しているが，骨脆弱性や転倒に対する運動療法の効果に

ついてはまだ明らかにはなっていない.

## 文　献

1) Moe S, et al：Definition, evaluation, and classification of renal osteodystrophy：A position statement from Kidney Disease：Improving Global Outcome(KDIGO). *Kidney Int*, **69**(11)：1945-1953, 2006.

2) Nickolas TL, et al：Chronic kidney disease and bone fracture：a growing concern. *Kidney Int*, **74**(6)：721-731, 2008.

3) Pitts TO, et al：Hyperparathyroidism and 1,25-dihydroxyvitamin D deficiency in mild, moderate, and severe renal failure. *J Clin Endocrinol Metab*, **67**(5)：876-881, 1988.

4) Kaji H, et al：Mild renal dysfunction is a risk factor for a decrease in bone mineral density and vertebral fractures in Japanese postmenopausal women. *J Clin Endocrinol Metab*, **95**(10)：4635-4642, 2010.

5) Nickolas TL, et al：Relationship between moderate to severe kidney disease and hip fracture in the United States. *J Am Soc Nephrol*, **17**(11)：3223-3232, 2006.

6) Ensrud KE, et al：Osteoporotic Fractures Research Group. Renal function and risk of hip and vertebral fractures in older women. *Arch Intern Med*, **167**(2)：133-139, 2007.

7) Wakasugi M, et al：Increased risk of hip fracture among Japanese hemodialysis patients. *J Bone Miner Metab*, **31**(3)：315-321, 2013.

8) Desmet C, et al：Falls in hemodialysis patients：prospective study of incidence, risk factors and complications. *Am J Kidney Dis*, **45**(1)：148-153, 2005.

9) López-Soto PJ, et al：Renal disease and accidental falls：a review of published evidence. *BMC Nephrol*, **16**：176, 2015.

10) Kistler BM, et al：Epidemiology of falls and fall-related injuries among middle-aged adults with kidney disease. *Int Urol Nephrol*, **51**(9)：1613-1621, 2019.

11) Abdel-Rahman EM, et al：Falls in elderly hemodialysis patients. *QJM*, **104**(10)：829-838, 2011.

12) McAdam-DeMarco MA, et al：Frailty and falls among adult patients undergoing chronic hemodialysis：a prospective cohort study. *BMC Nephrol*, **14**：224, 2013.

13) 日本透析医学会：慢性腎臓病に伴う骨・ミネラル代謝異常の診療ガイドライン. 日透析医学会誌, **45**(4)：301-356, 2012.

14) Hatano M, et al：Effect of loaded exercise for renal osteodystrophy. *CEN Case Rep*, **11**(3)：351-357, 2022.

15) Kistler BM, et al：Falls and fallrelated injuries among US adults age 65 or loder with chronic kidney disease. *Prev Chronic Dis*, **15**：E82, 2018.

16) 日本腎臓リハビリテーション学会：腎臓リハビリテーションガイドライン, 63-71, 南江堂, 2018.

MB Med Reha **No.283**：60-66, 2023

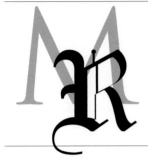

特集／骨脆弱性とリハビリテーション診療
―脆弱性骨折からがんの転移まで―

# 骨脆弱性に関連するロコモ・サルコペニアに対する運動療法とリハビリテーション

松本浩実[*1]　佐藤宏樹[*2]

**Abstract**　ロコモ，骨粗鬆症，サルコペニアはそれぞれが関連し合っており，病態の悪化は共同して進むと考えられる．これらの予防改善に対して運動療法，リハビリテーションは重要な役割を持つ．骨密度の維持についての運動療法では健常高齢者であれば，高負荷で週3回，30分程度のレジスタンス運動が重要である．すでにロコモが進行している高齢者では簡便で低負荷，高頻度で継続して行える全身運動を処方すべきである．一方で，医療施設に入院しているサルコペニア患者には，運動耐容能や身体活動性の評価，個々の機能に着目した制限因子の評価をもとに個別性のあるプログラムを立案することが必要となる．

**Key words**　骨粗鬆症(osteoporosis)，ロコモティブシンドローム(locomotive syndrome)，サルコペニア(sarcopenia)，運動療法(exercise therapy)，リハビリテーション(rehabilitation)

## はじめに

高齢者では複数の運動器疾患を併存し移動能力の低下をきたすロコモティブシンドローム(ロコモ)が増加している．特にその中でも骨粗鬆症とサルコペニアを合併していると特に転倒，骨折を招きやすい．これらの高齢者の生活の質の低下を防ぐために運動療法やリハビリテーションは重要な予防介入手段となる．本稿では地域高齢者における骨粗鬆症予防，ロコモ予防の運動方法および医療機関の入院患者におけるサルコペニアに対するリハビリテーションについて解説する．

## 骨粗鬆症とロコモ，サルコペニアの関連性について

筆者はロコモの重症度と骨粗鬆症，サルコペニアの関連性を調べるために地域住民217名(男性80名，女性137名，平均年齢73.4歳)に対し横断的調査を実施している[1]．その結果，全体の17.5%がロコモに該当し，ロコモ群はロコモでない群と比較し，低骨密度に該当するものの割合が有意に高かった(**図1-a**)．さらに，ロコモとサルコペニアの関連性を見た場合も，同様の結果であった(**図1-b**)．このことから，加齢に伴う筋骨格系の老化である骨粗鬆症とサルコペニアはロコモの重症度の進行による筋肉，骨へのメカニカルストレスの減少から，病態の悪化が共同して進むと考えられる．

このように骨粗鬆症とサルコペニアは併存していることが多いことから，近年，オステオサルコペニアという言葉も耳にするようになった[2]．サルコペニアは転倒に直結する確率が高く[3]，さらに骨脆弱性が加われば骨折のリスクが高まること

*1 Hiromi MATSUMOTO, 〒701-0193 岡山県倉敷市松島288　川崎医療福祉大学リハビリテーション学部理学療法学科，講師
*2 Hiroki SATO, 川崎医科大学附属病院リハビリテーションセンター／岡山大学大学院保健学研究科，客員研究員／川崎医科大学リハビリテーション医学，特任研究員

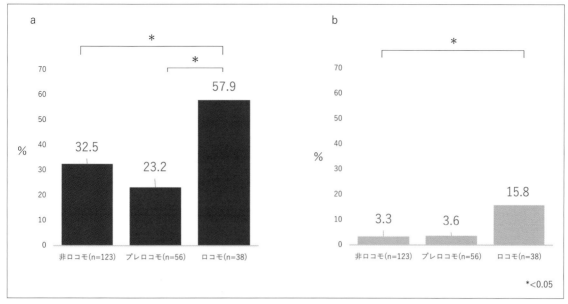

図 1. ロコモの重症度とサルコペニアの有症率や低骨密度との関連性
　　a：ロコモ該当者はロコモでないものと比較し低骨密度(超音波式骨密度測定による YAM70％以下)該当者が有意に多い.
　　b：ロコモ該当者はロコモでないものと比較しサルコペニア有病率が有意に多い.

は容易に想像できる. さらにオステオサルコペニアの発症は低活動状態の慢性化, フレイルの発症という負のサイクルの引き金となる. そもそも筋肉と骨は遺伝的要素, 性ホルモンの影響を強く受け, さらにビタミン D, IGF-1 などが双方の発達に正の影響を及ぼしていることから[4]), 骨折リスク因子を持っている場合, サルコペニアを発症しやすい[5]). 双方の治療については栄養や生活習慣の改善点に共通した項目が多く[6]), 運動療法についてもレジスタンス運動やバランス運動が中心となってくる.

　骨粗鬆症については骨折を契機に判明することが多く, 潜在的な患者が地域に多いことから地域高齢者に対する予防介入が特に重要である. 一方, サルコペニアの有病率は地域高齢者では 6％ 程度[7])と, そう多くはないものの医療機関の入院患者では 2 次性を含めた有病率はかなり高い. 以下に地域高齢者の骨粗鬆症予防対策のための運動療法, 医療機関におけるサルコペニア患者へのリハビリテーションの具体例について解説する.

## 地域高齢者に対する骨密度維持や
## ロコモに対する運動療法

　骨密度の維持に関しての運動療法の効果は「骨粗鬆症の予防と治療ガイドライン」でも示されており[8]), 有酸素運動, 筋力トレーニングなどが有効である. また, これらの運動にバランス運動なども加えて行うことが, 高齢になるほど転倒予防の観点から重要である. ではどれほどの負荷や運動頻度が骨密度を維持, 改善するために必要であろうか. 運動後に骨代謝マーカーに変化を起こした運動について報告したシステマティックレビューでは疲労困憊まで行うような有酸素運動の直後で ALP(アルカリホスファターゼ), BAP(骨型アルカリホスファターゼ), P1CP(Ⅰ型プロコラーゲン-C-プロペプチド)が中年者と高齢者ともに上昇する傾向にあったことを報告している. 近年注目されている全身振動刺激(whole-body vibration；WBV)マシンによるランダム化比較試験(randomised controlled trial；RCT)では, 閉経後女性58名に対してWBVトレーニングによる週3日, 20〜60分の運動セッションを6か月行っている. その結果, 大腿骨頸部およびL2〜L4領域

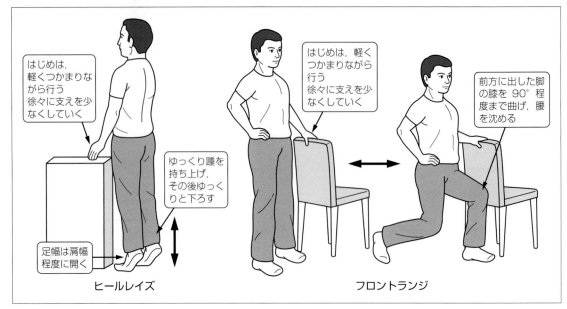

**図 2.** ロコトレ運動の 1 例

ヒールレイズでは特に腓腹筋の収縮を得ることができ，サルコペニアの予防にもつなが
る．さらに踵を落とすように骨に長軸方向の刺激を入れるのも良いだろう．1 セット 20
回程度を 2〜3 セットを目安に行う．フロントランジは股関節周囲や大腿四頭筋を鍛え
ることができる．足を一歩前に踏み出すことから，支持基底面を移動させることにもつ
ながり，バランス運動の要素もある．1 セット左右 5〜10 回を 2〜3 セット行うと良い．

の骨密度が，対照群に比べて有意に増加した[9]．
しかし，WBV 刺激だけでは効果はなくマシン上
でスクワットやランジなどのレジスタンス運動を
行う必要があり，WBV に乗るだけでは効果はな
いことから，いずれにせよある程度の高負荷の運
動が骨密度の維持，改善には必要であることがわ
かる．

　レジスタンス運動の方法についても様々な報告
がある．閉経後女性に対して 30 分間の体重負荷を
伴う運動とレジスタンス運動（片足立ち，ホッピ
ング運動，レッグプレスマシンなどでの等張性運
動，ストレッチ運動など）を週 2 回，3 か月実施し
た研究では骨代謝マーカー P1NP（Ⅰ型プロコ
ラーゲン-N-プロペプチド）とオステオカルシン
が有意に増加した[10]．一方でオステオサルコペニ
ア肥満の閉経後女性に対して弾性バンドを用いた
レジスタンス運動を週 3 回，40 分，12 週間実施し
た結果，運動機能テストのスコアが対照群に比べ
て有意に改善したが，対照群間の筋肉量と脂肪の
変化には有意差はなかった[11]ことから，疾患のあ
る対象ではレジスタンス運動のみでは効果が限定

的である場合もある．

　このように健常高齢者に対しては高負荷で週 3
回，30 分程度，3 か月以上継続したレジスタンス
運動が骨密度維持に重要である．その一方，すで
にロコモが進行している高齢者にとっては高負荷
のレジスタンス運動は実施困難である．小規模な
介入試験ではあるが 60〜90 歳のロコモ高齢者に
対してロコトレ（開眼片足立ち運動，ヒールレイ
ズ，スクワット，フロントランジ）（**図 2**）とウォー
キングを 3 回／週程度行った RCT[12]では，各運動
のセット数および回数を徐々に増やして行った結
果，ロコモ高齢者においても筋力の向上を示して
いる．ロコモ高齢者に対しても運動療法による身
体機能の改善は期待ができるものの，まずは運動
を始める，継続することが重要となるため，運動
の負荷としては低負荷，高頻度で簡便な運動から
開始すべきであろう．筆者は現在，コロナ禍にお
いて自宅でも運動ができるように YouTube でロ
コモ高齢者向けの様々な運動を公開している（**図
3**）．ロコモ高齢者に対しては自重を用いた運動を
中心に椅子や机などに手を置いて安全性を担保し

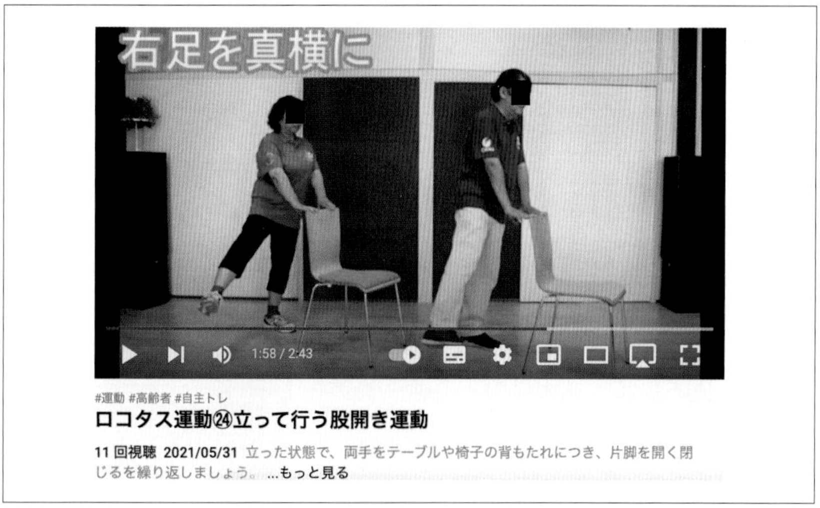

図 3.
YouTube を用いた運動動画コンテンツ
ロコタスチャンネルより
(https://www.youtube.com/channel/UCzDPefwRKk-4A4SJUB4dEeQ)

---

**STEP1　サルコペニアのスクリーニング**

| →サルコペニアの要因（併存疾患, 低栄養, 低活動など）を確認 | →AWGSの基準に準じた診断 | →体脂肪率や腹囲, BMIから肥満の評価 |
|---|---|---|

**STEP2　運動耐容能、身体活動性の評価**

| 運動負荷試験による運動耐容能の評価（CPX, 6分間歩行試験, シャトルウォーキングテスト, CS-30など） | アンケート調査や問診から、Mets等の身体活動量を評価する |
|---|---|

**STEP3　制限因子を特定するための機能評価**

| 四肢の個別筋力やバランス能力、呼吸筋力を評価（脚伸展筋力, SPPB, 吸気筋評価など） | 運動負荷時の疲労感や息切れの自覚症状の評価（VAS, Borg Scale, Multidimensional Dyspnea Profileなど） |
|---|---|

**STEP4　機能障害に応じたプログラム**

| 筋力トレーニング | バランストレーニング | 呼吸筋トレーニング　など |
|---|---|---|

図 4. サルコペニアの診断からプログラム立案までの流れの1例
フローチャートに準じたサルコペニアの診断後は, 身体活動の制限因子や転倒や肺炎などの合併症リスクを評価するために詳細な身体機能評価を行う. それらの結果を用い, 各々の問題点や目標に応じた個別性のプログラムを設定する.

た工夫が重要である.

### 医療機関におけるサルコペニアに対するリハビリテーション

医療機関に入院している患者でサルコペニアの可能性があるものに対するサルコペニアの診断からプログラム立案までの一連の流れを**図4**に示す. 実際の診療ではサルコペニアのスクリーニングだけでなく, 運動耐容能や身体活動性の評価, 個々の機能に着目した制限因子の評価, 機能障害に応じた個別性のあるプログラムにより身体機能の改善や転倒などの有害事象の予防を図る. 特に

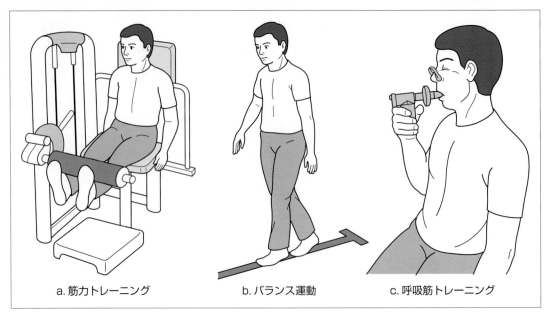

**図 5**. 身体機能障害に応じた運動プログラム
サルコペニア症例においてスポーツや趣味活動などの運動プログラムは負荷量が高いため疲労
感や呼吸困難感により実施困難である場合がある．骨格筋や呼吸筋，バランス能力などの個々の
機能に焦点を当て，低負荷からのトレーニングによる継続性の高いプログラムが有効である．

理学療法士は，身体活動を制限している要因を運動生理学的に評価する役割を担っている．サルコペニア症例では活動時の疲労感や息切れが運動意欲の低下を引き起こしていることが多く，それらの定量的な評価には運動耐容能の評価(6分間歩行テスト，エルゴメーターを用いた心肺運動負荷試験)や身体パフォーマンステスト(30回椅子立ち座りテスト，段差昇降テスト)を用いて，テストの際に生じた自覚症状や他覚的所見を評価していく．サルコペニアを発症している場合，四肢の骨格筋だけでなく呼吸筋の機能低下(呼吸筋サルコペニア)も併発している可能性がある[13]．呼吸筋の機能低下は活動時における呼吸筋に対する局所血流量の増加や胸郭運動の制限により，呼吸困難感による身体活動の制限因子となる[14]．そのため呼吸筋力(最大吸気筋力，吸気筋持久力)の量的評価や質問紙を用いた息切れの質的評価は制限因子の解明には必要不可欠であると言える．

サルコペニアの予防や治療を目的としたリハビリテーションでは筋力トレーニングやウォーキングなど標準的な運動指導だけなく，身体活動性を制限している要因を運動生理学的に評価すること

でその根本的な原因の解明が重要である．制限因子は四肢の骨格筋だけでなく呼吸筋機能にも考慮し，身体活動性を改善するために必要な個別性の高いプログラムを立案する必要がある．以下に具体的な事例の対応例を紹介する．

### 症例提示

**症例1**：変形性股関節症患者

年齢は65歳の女性．身長が158 cm，体重が75 kg(BMI：30.1 kg/m²)．変形性股関節症に対する人工関節置換術に合わせてリハビリテーションが開始された．術前の評価では握力が16.0 kg，歩行速度が0.71 m/s，骨格筋指数が5.2 kg/m²，体脂肪率が38%とサルコペニア肥満の状態であることがわかった．加えて骨密度評価を目的としたdual energy X-ray absorptiometry(DXA)検査にて，腰椎や大腿骨がyoung adult mean(YAM)70%以下のため骨粗鬆症が指摘された．術後は合併症なく順調に経過し，退院前のリハビリテーションで退院後の身体活動の目標設定や在宅での運動指導を行うこととなった．この症例では，サルコペニアによる転倒，骨粗鬆症による骨折の両

者が高リスクの状態であることから，転倒予防を軸とした身体機能や身体組成の改善が目標に挙げられた．運動指導内容としては，筋力トレーニング（**図5-a**），バランス練習（**図5-b**）や有酸素運動を併用した複合的なトレーニングを立案した．

**症例2**：急性骨髄性白血病による化学療法中の患者

年齢は75歳の男性，急性骨髄性白血病の診断後，化学療法を目的とした入院加療に合わせてリハビリテーションが開始された．開始時評価では握力が35.0 kg，歩行速度が1.2 m/s，骨格筋指数が5.85 kg/m²と筋力や身体パフォーマンスは問題ないが低骨格筋量の状態あることがわかった．さらに問診の結果，入院3か月前から活動時の倦怠感や息切れにより活動意欲の低下や食欲不振を生じ，趣味であるゴルフや畑活動を休止していた．その期間において低活動や低栄養，がん悪液質などの種々の要因により体重が6 kg（約10%）の減少を認めていた．理学療法では入院中の身体機能維持や趣味活動の再開を目的に身体機能の評価を実施した．心肺運動負荷試験では最高酸素摂取量（peak VO$_2$）が予測値の65%と顕著に低い結果を示し，最大運動負荷時の主訴は息切れであった．呼吸機能や息切れの評価を実施したところ，最大吸気筋力は45.4 cmH$_2$Oと低値を示し，呼吸筋機能低下による運動初期からの頻呼吸が制限の要因である可能性があった．この症例では四肢の筋力トレーニングや有酸素運動に加えて吸気筋トレーニング（**図5-c**）を併用することで，サルコペニアの予防と運動時の息切れの改善による活動性の向上の2つの軸でリハビリテーションを継続した．

## おわりに

地域高齢者に対して骨粗鬆症，ロコモ・サルコペニア予防のための運動療法のポイントはレジスタンス運動を含むことである．運動の頻度は週2〜3回，30分，3か月以上の継続が基本ではあるが，ロコモが重症化している高齢者では継続できる低負荷の簡便な運動を1日2つ3つ程度，楽しみながら継続することが重要である．一方，医療機関に入院している患者は様々な併存疾患を持っているため画一的な運動処方では対応が困難である．運動耐容能や機能評価を行った上でのリハビリテーションプログラムの立案が必須であろう．

＜利益相反＞

あり．本原稿の内容の一部は株式会社コロンブスとの共同研究契約に基づく費用にて実施されたものである．

## 文　献

1) 松本浩実ほか：ロコモティブシンドロームの重症度と転倒頻度，低骨密度およびサルコペニアの関連性について．理療学，**43**(1)：38-46, 2016.

2) Kirk B, et al：Osteosarcopenia：epidemiology, diagnosis, and treatment-facts and numbers. *J Cachexia Sarcopenia Muscle*, **11**(3)：609-618, 2020.

3) Matsumoto H, et al：Sarcopenia is a risk factor for falling in independently living Japanese older adults：A 2-year prospective cohort study of the GAINA study. *Geriatr Gerontol Int*, **17**(11)：2124-2130, 2017.
Summary 地域住民における転倒発生に関する2年間の前向き調査では，サルコペニアがそのリスク因子であった．

4) Edwards MH, et al：Osteoporosis and sarcopenia in older age. *Bone*, **80**：126-130, 2015.

5) Matsumoto H, et al：FRAX score and recent fall history predict the incidence for sarcopenia in community-dwelling older adults：a prospective cohort study. *Osteoporos Int*, **31**(10)：1985-1994, 2020.
Summary 地域住民においてFRAX値が高いものほど，サルコペニアの発生率が有意に高く，骨折危険因子はサルコペニアとも関連することがわかった．

6) Hassan EB, Duque G：Osteosarcopenia—A new geriatric syndrome. *Aust Fam Physician*, **46**(11)：849-853, 2017.

7) Yoshimura N, et al：Prevalence and co-existence of locomotive syndrome, sarcopenia, and frailty：

the third survey of Research on Osteoarthritis/
Osteoporosis Against Disability(ROAD)study. *J Bone Miner Metab*, 37(6) : 1058-1066, 2019.

8) 骨粗鬆症の予防と治療ガイドライン作成委員会編集：骨粗鬆症の予防と治療ガイドライン 2015年版，ライフサイエンス出版，2015.

9) Sen EI, et al : Effects of whole-body vibration and high impact exercises on the bone metabolism and functional mobility in postmenopausal women. *J Bone Miner Metab*, 38(3) : 392-404, 2020.

10) Pasqualini L, et al : Effects of a 3-month weight-bearing and resistance exercise training on circulating osteogenic cells and bone formation markers in postmenopausal women with low bone mass. *Osteoporos Int*, 30(4) : 797-806, 2019.

11) Lee YH, et al : Effects of progressive elastic band resistance exercise for aged osteosarcopenic adiposity women. *Exp Gerontol*, 147 : 111272, 2021.

12) Nayasista AH, et al : Effect of combined locomotor training and aerobic exercise on increasing handgrip strength in elderly with locomotive syndrome : A randomised controlled trial. *Ann Med Surg(Lond)*, 78 : 103800, 2022.

13) Fujishima I, et al : Sarcopenia and dysphagia : Position paper by four professional organizations. *Geriatr Gerontol Int*, 19(2) : 91-97, 2019.

14) Gea J, et al : Respiratory muscle senescence in ageing and chronic lung diseases. *Eur Respir Rev*, 29(157) : 200087, 2020.

Monthly Book
# MEDICAL REHABILITATION

好評
No. 276
2022年7月
増刊号

# 回復期
# リハビリテーション病棟における
# 疾患・障害管理のコツQ&A
## ―困ること，対処法―

編集企画　西広島リハビリテーション病院院長　**岡本隆嗣**

B5 判　228 頁　定価 5,500 円（本体価格 5,000 円＋税）

学ぶべきこと、対応すべきことが多岐にわたる回復期リハビリテーション
病棟で遭遇する様々な疾患・障害の管理や対応方法を 1 冊にまとめました！
回復期リハビリテーション病棟での現場において、今後のための入門書と
して、今までの復習として、ぜひお役立てください！

## 目次 ◆◆◆◆

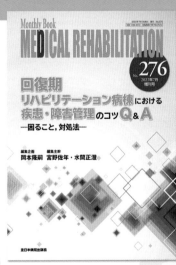

24 の疾患・障害に関する 40 項目の
ギモンにお答えしています！

全日本病院出版会
〒113-0033 東京都文京区本郷 3-16-4　Tel：03-5689-5989
www.zenniti.com　　　　　　　　　　　　　　Fax：03-5689-8030

MB Med Reha **No.283**：**68-72**, 2023

特集／骨脆弱性とリハビリテーション診療
―脆弱性骨折からがんの転移まで―

# 社会情勢の変化に適応するリハビリテーション診療の重要性

沢谷洋平*¹　広瀬　環*²　浦野友彦*³

Abstract　新型コロナウイルス感染症(COVID-19)拡大は，人々の生活スタイルを劇的に変化させた．多くの高齢者が自宅に引きこもりがちとなり，生活は不活発となり心理的落ち込みや身体活動時間の低下が見られた．フレイルの構成要素は身体的，精神・心理的，社会的である．今まではサルコペニア，ロコモティブシンドローム，骨粗鬆症といった身体的な側面がフレイルの大きな要因であった．しかし，コロナ禍の現在では，以前と比してフレイルの社会的，精神・心理的側面の影響が大きくなっている．コロナ禍における高齢者の身体機能の低下を予防するためには，社会情勢の変化の影響を受けやすい"フレイル"に着目して対策することが重要である．

本稿では，コロナ禍における社会情勢の変化がフレイル・サルコペニア・ロコモティブシンドローム・骨粗鬆症にどのような影響を与え，健康二次被害を及ぼしたのかを解説する．

Key words　新型コロナウイルス感染症(COVID-19)，フレイル(frailty)，サルコペニア(sarcopenia)，ロコモティブシンドローム(locomotive syndrome)，骨粗鬆症(osteoporosis)

## はじめに

新型コロナウイルス感染症(COVID-19)拡大により，不要不急の外出の制限，在宅勤務の推奨，マスクの着用などを強いられ，高齢者においては地域活動などの社会参加の機会が大幅に減少した．本稿では，コロナ禍における生活スタイルの変化が，高齢者のリハビリテーション診療のkeyとなるフレイル・サルコペニア・ロコモティブシンドローム(以下，ロコモ)・骨粗鬆症(**図1**)[1]にどのような影響を与えたのかを最新のエビデンスを踏まえて解説する．自粛生活の長期化による健康二次被害を理解し，社会情勢の変化に適応するリハビリテーション治療の一助となることを期待したい．

## COVID-19 による影響

### 1．フレイル

フレイルには，身体，精神・心理，社会的な側面がありそれぞれが密接に関連する．身体的な側面で生活自粛の影響を大きく受けたのが身体活動時間である．日本人の身体活動時間は，感染拡大前の 2020 年 1 月と感染拡大後の 2020 年 4 月で約 30％減少した[2]．他にも体力低下[3]，座位時間の増加[4]，運動機会の減少[5]なども報告されている．身体活動時間は 2021 年には回復の傾向を示していることもあり今後の研究結果が注目される[6]．

精神・心理的な側面に目を向けると，コロナ禍

*¹ Yohei SAWAYA, 〒324-8501 栃木県大田原市北金丸2600-1　国際医療福祉大学保健医療学部理学療法学科, 講師
*² Tamaki HIROSE, 同，助手
*³ Tomohiko URANO, 同大学医学部老年病学講座，主任教授

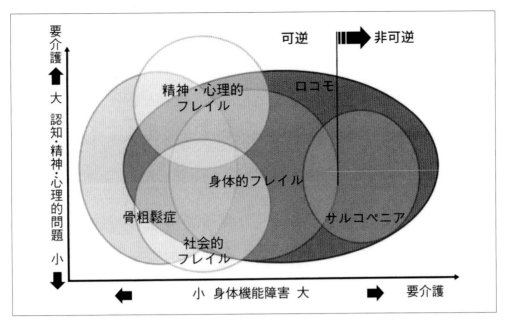

**図 1.** 骨粗鬆症，ロコモ，フレイル，サルコペニアの概念
骨粗鬆症は身体的フレイル手前の状態に内包され，身体的フレイルはロコモの要介護手前の状態に内包され，サルコペニアは筋量・筋肉の減少を有し，ロコモが更に進行した状態に内包されると考える．

（文献 1 より引用）

の心理的苦痛の増加は顕著である[7]．また，認知機能低下の進行や介護者のメンタルヘルス低下も示唆されている[8]．我々は地域在住高齢者716名を対象に，2020年5月（第1波）と2021年6月（第4波）に基本チェックリストを使用したフレイル調査を行った．その結果，新規にフレイルを発症した人は抑うつ気分に該当する#21～25の項目がすべて悪化している一方で，フレイルから脱却した人は#21～25の項目がすべて改善していた[9]．自粛生活の長期化による精神的な影響はバラツキを示した．

COVID-19による生活スタイル変化の最も影響を受けるのが社会的な側面である．コロナ禍の行動変化により，外出頻度，運動習慣，対面交流，社会参加などはすべて低下や減少した．2019年・2020年7月に実際された調査の結果，コロナ禍の行動変化の中で他者との交流機会の減少が最も顕著であった[10]．

## 2．ロコモティブシンドローム

ロコモは，「骨・筋肉・関節などの運動器の障害のために移動機能の低下をきたした状態」と定義される．7つの質問で構成される「ロコチェック」を使用した研究では，感染拡大前にロコモの症状がなかった人の中で，30%の人が2020年11～12月に新規にロコモを発症した[11]．また，感染拡大前に軽度・中等度のロコモであった人の10%が感染拡大後に重度のロコモに移行した[12]．日常生活動作の困難さの程度を判定するロコモ25に関しては，「家の中で転ぶのではないかと不安ですか」，「先行き歩けなくなるのではないかと不安ですか」の質問で2019年より2020年で有意にスコアが悪化した[13]．このようにコロナ禍において，運動器の低下や将来的な低下に対する不安感が増加していることが明らかである．

## 3．サルコペニア

サルコペニアは運動器の中でも特に筋肉に着目した障害と位置付けられる．筋力・身体機能・骨格筋量の組み合わせで診断されること，明らかな疾患要因の場合を除くと加齢に伴い徐々に低下することなどから，コロナ禍に有病率自体が上昇したかどうかは明らかではない．一方で，サルコペニアの診断基準である筋力・骨格筋量が低下した報告は散見される[14)15]．我々は地域在住の女性高齢者を対象に，感染拡大前の2019年と感染拡大後

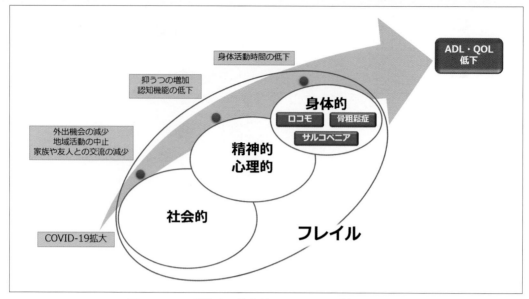

図 2. コロナ禍特有の機能低下のイメージ（筆者ら作成）
従来はサルコペニア，ロコモ，骨粗鬆症といった身体的な側面がフレイルの大きな要因であった．しかし，COVID-19 拡大後のライフスタイルの変化により，フレイルの要因の中でも社会的，精神・心理的側面への影響が以前に比して大きくなっている．コロナ禍において最初に対策すべきは社会情勢の変化を受けやすい"フレイル"であると考えられる．

の 2021 年における握力・歩行速度・部位別筋肉量（四肢，上肢，下肢，体幹部）を調査した結果，体幹部筋肉量が 6.2％ も低下していることがわかった[16]．また，その体幹部筋肉量低下の要因は，外出機会の減少と，感染拡大前のフレイルのステータスがロバストであることだった[16]．従来活動的な高齢者ほど自粛生活の長期化におけるサルコペニアの悪化に注意すべきである．コロナ禍における体幹部筋肉量の低下は，Son ら[14]の研究でも同様の結果であった．自粛生活よる座位時間の延長などのライフスタイルの変化が，特徴的な体幹部筋肉量の低下を引き起こしている可能性がある．体幹部筋肉量は，60 歳代までは低下が緩やかであるが 70 歳前後より加速的に低下するとされている[17]．社会情勢を考慮すると，体幹筋へのアプローチが高齢者の身体機能低下を予防する key となり得る．

### 4．骨粗鬆症

COVID-19 によるライフスタイルの変化が，骨粗鬆症自体に影響を及ぼすかは明確ではない．第 1 波自粛後とその 1 年前の骨密度に有意な変化はなかったという論文[18]や，座位時間延長による大腿骨近位部の骨密度への影響を示唆している報告[19)20)]がある．また，受診頻度の減少による治療方法の変更，骨密度の評価機会の減少，骨粗鬆症患者の骨折に対する不安が増長されたなどの報告も散見される[21)22)]．コロナ禍の骨粗鬆症患者に関しては，治療の継続性に重点を置いた対処法が重要視されている[22]．コロナ禍のライフスタイルの変化により活動量の低下や運動習慣・食習慣の乱れが示唆されているが，これらはすべて骨密度低下の危険因子である[23]．また，フレイル・サルコペニア・ロコモの進行は転倒リスクを増大させることから，骨脆弱性骨折のリスクも高まることとなる．将来的な骨粗鬆症リスクの増大の可能性に関して注意深く観察していくべきであろう．

### リハビリテーション診療への応用

フレイルの構成要素は身体的，精神・心理的，社会的である．今まではサルコペニア，ロコモ，骨粗鬆症といった身体的な側面がフレイルの大きな要因であった．しかし，コロナ禍の現在では，以前と比してフレイルの社会的，精神・心理的側面への影響が大きくなっている（図2）．リハビリ

テーション診療の際には，今一度基本に立ち返り，国際生活機能(ICF)分類を頭の中にイメージしたい．心身機能や健康状態などの病気を診るのではなく，コロナ禍特有のフレイルの社会的，精神・心理的な側面を考慮した“参加”，“活動”，“環境因子”，“個人因子”に目を向けるべきである．

　我々の研究では，コロナ禍でも一定数フレイルから脱却している高齢者がおり，その関連要因は“趣味を行っている”であった[9]．フレイルはコロナ禍でも可逆性を有している．フレイルはサルコペニア・ロコモ・骨粗鬆症を内包することから，コロナ禍においてフレイル対策こそがサルコペニア・ロコモ・骨粗鬆症の機能維持に繋がり，社会情勢を考慮したリハビリテーション診療のkeyとなる．

# 文　献

1) 大江隆史：ロコモティブシンドロームビジュアルテキスト，Gakken，2021.

2) Yamada M, et al：Effect of the COVID-19 Epidemic on Physical Activity in Community-Dwelling Older Adults in Japan：A Cross-Sectional Online Survey. *J Nutr Health Aging*, **24**(9)：948-950, 2020.

3) Makizako H, et al：Physical Activity and Perceived Physical Fitness during the COVID-19 Epidemic：A Population of 40- to 69-Year-Olds in Japan. *Int J Environ Res Public Health*, **18**(9)：4832, 2021.

4) García-Esquinas E, et al：Changes in Health Behaviors, Mental and Physical Health among Older Adults under Severe Lockdown Restrictions during the COVID-19 Pandemic in Spain. *Int J Environ Res Public Health*, **18**(13)：7067, 2021.

5) Hirose T, et al：Characteristics of patients discontinuing outpatient services under long-term care insurance and its effect on frailty during COVID-19. *Peer J*, **9**：e11160, 2021.
   Summary　コロナ禍において，通所リハビリテーションの利用を中止した要支援・要高齢者の運動頻度の低下を示した論文.

6) Yamada M, et al：Recovery from or progression to frailty during the second year of the COVID-19 pandemic. *Geriatr Gerontol Int*, **22**(8)：681-682, 2022.

7) Wang Y, et al：Changes in psychological distress before and during the COVID-19 pandemic among older adults：The contribution of frailty transitions and multimorbidity. *Age Ageing*, **50**(4)：1011-1018, 2021.

8) Pongan E, et al：COVID-19：Association Between Increase of Behavioral and Psychological Symptoms of Dementia During Lockdown and Caregivers' Poor Mental Health. *J Alzheimers Dis*, **80**(4)：1713-1721, 2021.

9) Hirose T, et al：Kihon Checklist items associated with the development of frailty and recovery to robust status during the COVID-19 pandemic. *Geriatr Gerontol Int*, **22**(9)：745-752, 2022.
   Summary　コロナ禍でもフレイルからロバストへ回復している高齢者の存在を示した論文.

10) Abe T, et al：Physical, social, and dietary behavioral changes during the COVID-19 crisis and their effects on functional capacity in older adults. *Arch Gerontol Geriatr*, **101**：104708, 2022.

11) Terai H, et al：Impact of the COVID-19 pandemic on the development of locomotive syndrome. *J Orthop Surg*(*Hong Kong*), **29**(3)：23094990211060967, 2021.

12) Terai H, et al：Development of locomotive syndrome in elderly population after COVID-19 outbreak：A population-based cross-sectional study with over 12,000 participants. *J Orthop Sci*, S0949-2658(22)00132-4, 2022.

13) Nakamura M, et al：Increased anxiety about falls and walking ability among community-dwelling Japanese older adults during the COVID-19 pandemic. *Psychogeriatrics*, **21**(5)：826-831, 2021.

14) Son BK, et al：Social detachment influenced muscle mass and strength during the COVID-19 pandemic in Japanese community-dwelling older women. *J Frailty Aging*, **11**(2)：231-235, 2022.

15) Hasegawa Y, et al：Effect of COVID-19 pandemic on the change in skeletal muscle mass in older patients with type 2 diabetes：A retrospective cohort study. *Int J Environ Res Public*

*Health*, **18**(8)：4188, 2021.

16）Hirose T, et al：Characteristics of Japanese older adults whose trunk muscle mass decreased during the COVID-19 pandemic. *Int J Environ Res Public Health*, **19**(18)：11438, 2022.
Summary　コロナ禍での体幹部筋肉量の特徴的な低下を示した論文.

17）Hori Y, et al：ISSLS PRIZE IN CLINICAL SCIENCE 2019：clinical importance of trunk muscle mass for low back pain, spinal balance, and quality of life-a multicenter cross-sectional study. *Eur Spine J*, **28**(5)：914-921, 2019.

18）Yokozeki Y, et al：Short-term impact of staying home on bone health in patients with osteoporosis during a state of emergency declaration due to COVID-19 in Kanagawa, Japan. *Cureus*, **12**

(9)：e10278, 2020.

19）辻　荘市：外出自粛による骨密度の変化と運動が骨に与える影響. OPJ リエゾン, **9**：22-24, 2022.

20）川崎佐智子：コロナ禍の骨粗鬆症患者の骨密度変化から見えてくるもの—運動習慣を身につけることの重要性. OPJ リエゾン, **9**：19-21, 2022.

21）Gittoes NJ, et al：Endocrinology in the time of COVID-19：Management of calcium metabolic disorders and osteoporosis. *Eur J Endocrinol*, **183**(2)：G57-G65, 2020.

22）竹内靖博：新型コロナウイルス感染症まん延下における骨粗鬆症治療のあり方. 日骨粗鬆症会誌, **7**(1)：107-110, 2021.

23）骨粗鬆症の予防と治療ガイドライン作成委員会：骨粗鬆症の予防と治療ガイドライン 2015 年版, ライフサイエンス出版, 2015.

四季を楽しむ

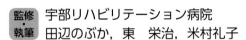

ビジュアル
嚥下食レシピ

好評

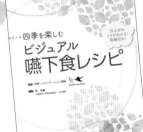

監修・執筆　宇部リハビリテーション病院
田辺のぶか，東　栄治，米村礼子

Swallowing Team

編集　原　浩貴（川崎医科大学耳鼻咽喉科　主任教授）

2019年2月発行　B5判　150頁　定価3,960円（本体3,600円＋税）

見て楽しい、食べて美味しい、四季を代表する22の嚥下食レシピを掲載！
お雑煮からバーベキュー、ビールゼリーまで、イベント食、お祝い食に大活躍！
詳細な写真付きの工程説明と、仕上げのコツがわかる動画で、作り方が見て
わかりやすく、嚥下障害の基本的知識も解説された、充実の1冊です。

目次

**嚥下障害についての基本的知識**
嚥下障害を起こしやすい疾患と全身状態
より安全に食べるために
　1．嚥下の姿勢／2．嚥下訓練・摂食嚥下リハビリテーション／3．食事介助を行う場合の留意点と工夫

**レシピ**
　春　ちらし寿司／ひし餅ゼリー／桜餅／若竹汁／ぶりの照り焼き
　夏　七夕そうめん／うな丼／すいかゼリー／バーベキュー
　秋　月見団子／栗ご飯／鮭の幽庵焼き
　冬　かぼちゃの煮物／クリスマスチキン／年越しそば／お雑煮／昆布巻き・海老の黄金焼き／七草粥／
　　　巻き寿司／いわしの蒲焼き
　その他　ビールゼリー／握り寿司
　Column　α-アミラーゼの秘密／大変身！簡単お肉料理アレンジ／アレンジ!!月見団子のソース　ほか全7本

食べやすさ，栄養，見た目，味を追及したレシピ！

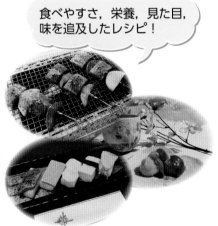

豊富な写真で工程が見てわかる！

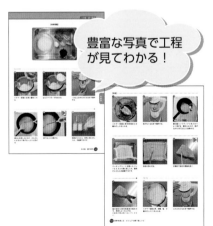

動画付きで仕上げのコツが見てわかる！

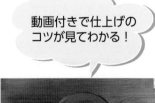
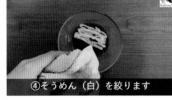

④そうめん（白）を絞ります

全日本病院出版会　〒113-0033　東京都文京区本郷 3-16-4　Tel:03-5689-5989
www.zenniti.com　Fax:03-5689-8030

# FAX による注文・住所変更届け

改定：2015 年 1 月

毎度ご購読いただきましてありがとうございます．

読者の皆様方に小社の本をより確実にお届けさせていただくために，FAX でのご注文・住所変更届けを受けつけております．この機会に是非ご利用ください．

## ◇ご利用方法

FAX 専用注文書・住所変更届けは，そのまま切り離して FAX 用紙としてご利用ください．また，注文の場合手続き終了後，ご購入商品と郵便振替用紙を同封してお送りいたします．**代金が 5,000 円をこえる場合，代金引換便とさせて頂きます．**その他，申し込み・変更届けの方法は電話，郵便はがきも同様です．

## ◇代金引換について

本の代金が 5,000 円をこえる場合，代金引換とさせて頂きます．配達員が商品をお届けした際に，現金またはクレジットカード・デビットカードにて代金を配達員にお支払い下さい(本の代金＋消費税＋送料)．(※年間定期購読と同時に 5,000 円をこえるご注文を頂いた場合は代金引換とはなりません．郵便振替用紙を同封して発送いたします．代金後払いという形になります．送料は定期購読を含むご注文の場合は頂きません)

## ◇年間定期購読のお申し込みについて

年間定期購読は，1 年分を前金で頂いておりますため，代金引換とはなりません．郵便振替用紙を本と同封または別送いたします．送料無料，また何月号からでもお申込み頂けます．

毎年末，次年度定期購読のご案内をお送りいたしますので，定期購読更新のお手間が非常に少なく済みます．

## ◇住所変更届けについて

年間購読をお申し込みされております方は，その期間中お届け先が変更します際，必ずご連絡下さいますようよろしくお願い致します．

## ◇取消，変更について

取消，変更につきましては，お早めに FAX，お電話でお知らせ下さい．

返品は，原則として受けつけておりませんが，返品の場合の郵送料はお客様負担とさせていただきます．その際は必ず小社へご連絡ください．

## ◇ご送本について

ご送本につきましては，ご注文がありましてから約 1 週間前後とみていただきたいと思います．お急ぎの方は，ご注文の際にその旨をご記入ください．至急送らせていただきます．2〜3 日でお手元に届くように手配いたします．

## ◇個人情報の利用目的

お客様から収集させていただいた個人情報，ご注文情報は本サービスを提供する目的(本の発送，ご注文内容の確認，問い合わせに対しての回答等)以外には利用することはございません．

その他，ご不明な点は小社までご連絡ください．

株式会社 全日本病院出版会　〒113-0033 東京都文京区本郷 3-16-4-7F
電話 03(5689)5989　FAX03(5689)8030　郵便振替口座 00160-9-58753

# FAX 専用注文書

ご購入される書籍・雑誌名に〇印と冊数をご記入ください

**5,000 円以上代金引換**

| 〇 | 書 籍 名 | 定価 | 冊数 |
|---|---|---|---|
| | 健康・医療・福祉のための睡眠検定ハンドブック up to date | ¥4,950 | |
| | 輝生会がおくる！リハビリテーションチーム研修テキスト | ¥3,850 | |
| | ポケット判　主訴から引く足のプライマリケアマニュアル | ¥6,380 | |
| | まず知っておきたい！がん治療のお金，医療サービス事典 | ¥2,200 | |
| | カラーアトラス　爪の診療実践ガイド　改訂第 2 版 | ¥7,920 | |
| | 明日の足診療シリーズ I 足の変性疾患・後天性変形の診かた | ¥9,350 | |
| | 運動器臨床解剖学—チーム秋田の「メゾ解剖学」基本講座— | ¥5,940 | |
| | ストレスチェック時代の睡眠・生活リズム改善実践マニュアル | ¥3,630 | |
| | 超実践！がん患者に必要な口腔ケア | ¥4,290 | |
| | 足関節ねんざ症候群—足くびのねんざを正しく理解する書— | ¥5,500 | |
| | 読めばわかる！臨床不眠治療—睡眠専門医が伝授する不眠の知識— | ¥3,300 | |
| | 骨折治療基本手技アトラス—押さえておきたい 10 のプロジェクト— | ¥16,500 | |
| | 足育学　外来でみるフットケア・フットヘルスウェア | ¥7,700 | |
| | 四季を楽しむビジュアル嚥下食レシピ | ¥3,960 | |
| | 病院と在宅をつなぐ 脳神経内科の摂食嚥下障害—病態理解と専門職の視点— | ¥4,950 | |
| | 睡眠からみた認知症診療ハンドブック—早期診断と多角的治療アプローチ— | ¥3,850 | |
| | 肘実践講座　よくわかる野球肘　肘の内側部障害—病態と対応— | ¥9,350 | |
| | 医療・看護・介護で役立つ嚥下治療エッセンスノート | ¥3,630 | |
| | こどものスポーツ外来—親もナットク！このケア・この説明— | ¥7,040 | |
| | 野球ヒジ診療ハンドブック—肘の診断から治療，検診まで— | ¥3,960 | |
| | 見逃さない！骨・軟部腫瘍外科画像アトラス | ¥6,600 | |
| | 肘実践講座　よくわかる野球肘　離断性骨軟骨炎 | ¥8,250 | |
| | これでわかる！スポーツ損傷超音波診断 肩・肘＋α | ¥5,060 | |
| | 達人が教える外傷骨折治療 | ¥8,800 | |
| | ここが聞きたい！スポーツ診療 Q & A | ¥6,050 | |
| | 訪問で行う 摂食・嚥下リハビリテーションのチームアプローチ | ¥4,180 | |

**バックナンバー申込**（※ 特集タイトルはバックナンバー 一覧をご参照ください）

**❀メディカルリハビリテーション(No)**

No_____　　No_____　　No_____　　No_____　　No_____

No_____　　No_____　　No_____　　　　　　　　　　No_____

**❀オルソペディクス(Vol/No)**

Vol/No_____　Vol/No_____　Vol/No_____　Vol/No_____　Vol/No_____

**年間定期購読申込**

| ❀メディカルリハビリテーション | No. | から |
|---|---|---|

| ❀オルソペディクス | Vol. | No. | から |
|---|---|---|---|

| TEL： | （　　　） | FAX： | （　　　） |
|---|---|---|---|

| ご住所 | 〒 | | |
|---|---|---|---|
| フリガナ | | 診療科目 | |
| お名前 | | 要捺印 | |

FAX 03-5689-8030 全日本病院出版会行

年　　月　　日

## 住 所 変 更 届 け

| お 名 前 | フリガナ | |
|---|---|---|
| お客様番号 | | 毎回お送りしています封筒のお名前の右上に印字されております8ケタの番号をご記入下さい。 |
| 新お届け先 | 〒　　　　　　都 道<br>　　　　　　　　府 県 | |
| 新電話番号 | （　　　　　　） | |
| 変更日付 | 年　　月　　日より | 月号より |
| 旧お届け先 | 〒 | |

※ 年間購読を注文されております雑誌・書籍名に✓を付けて下さい。

- ☐ Monthly Book Orthopaedics （月刊誌）
- ☐ Monthly Book Derma. （月刊誌）
- ☐ Monthly Book Medical Rehabilitation （月刊誌）
- ☐ Monthly Book ENTONI （月刊誌）
- ☐ PEPARS （月刊誌）
- ☐ Monthly Book OCULISTA （月刊誌）

# MEDICAL REHABILITATION

## バックナンバー一覧

各号定価 2,750 円（本体 2,500 円＋税）．（増刊・増大号を除く）
在庫僅少品もございます．品切の場合はご容赦ください．
（2022 年 12 月現在）

掲載されていないバックナンバーにつきまし
ては，弊社ホームページ（www.zenniti.com）
をご覧下さい．

---

**2023 年　年間購読　受付中！**
年間購読料　40,150 円（消費税込）（送料弊社負担）
（通常号 11 冊＋増大号 1 冊＋増刊号 1 冊：合計 13 冊）

click

| 全日本病院出版会 | 検索 |

次号予告

**最期まで家で過ごしたい**
**—在宅終末期がん治療・ケアにおいて**
**リハビリテーション医療ができること—**

No. 284（2023 年 2 月号）

編集企画／埼玉病院部長　大森まいこ

| | | | |
|---|---|---|---|
| **編集主幹**：宮野佐年 | 医療法人財団健貢会総合東京病院 リハビリテーション科センター長 | **No.283　編集企画：** | |
| 水間正澄 | 医療法人社団輝生会理事長 昭和大学名誉教授 | 宮腰尚久　秋田大学教授 | |

**Monthly Book Medical Rehabilitation　No.283**

2023 年 1 月 15 日発行（毎月 1 回 15 日発行）
定価は表紙に表示してあります.
Printed in Japan

発行者　　末　定　広　光
発行所　　株式会社　**全日本病院出版会**
　〒 113-0033　東京都文京区本郷 3 丁目 16 番 4 号 7 階
　電話　(03) 5689-5989　Fax (03) 5689-8030
　郵便振替口座 00160-9-58753

印刷・製本　三報社印刷株式会社　　電話　(03) 3637-0005
広告取扱店　㈱日本医学広告社　　電話　(03) 5226-2791